癌症治療新革命

高濃度維生素C注射與斷糖

西脇俊二 ◎著
高　淑珍 ◎譯

晨星出版

作者序

大家好！我目前服務於目黑區幡井診所，透過中醫、阿育吠陀醫學（Ayurvedic medicine，古印度傳統醫學）、超高濃度維生素C注射或飲食療法等方式，治療癌症或各種難治之症。

我從二〇〇九年開始擔任幡井診所院長後，與院裡的阿育吠陀專門醫師及其他同仁，嘗試各種替代醫療，治療被宣告只剩數個月餘命的癌症患者，也治好跑遍各大醫院一直無法改善的全身疼痛等患者，讓身為惡疾所苦的患者獲得極大的療效。

在這之前，我們並未大肆宣傳這些替代醫療，但接觸過許多延誤就醫且未獲得妥善醫療的癌症患者後，我才覺得應該讓更多人認識我們所推廣的醫療；這也是我撰寫本書的動機。

原本為精神科醫師的我，之所以想要嘗試治療癌症，起因我的父母相繼死於癌症。而且，我發現在「癌症幾乎都不會好……」、「副作用雖大，但還是得化療……」等觀念驅使下，患者或家屬常會對醫生產生不滿或質疑。雖然我的父母最終還是走了，但我想負責的醫師也已經竭盡所能了。只是我每天都在想，難道沒有比較不一樣或更好的醫治方法嗎？這時我因緣際會接觸到超高濃度維生素C注射療法，與不攝取碳水化合物的斷糖飲食療法。雖然數據顯示這兩種療法的效果都很好，但想消滅癌症似乎沒那麼簡單。我心想若能「同時使用」這兩種療法，應該會對癌症產生莫大的療效。後來我首次有了嘗試這種療法的機會——被醫生宣告只剩3個月餘命且癌細胞有轉移跡象的癌症患者，經過5個月治療，癌症竟然完全消失！

後來我擔任以替代醫療為主的幡井診所院長，開始治療到院就診的癌症患者，成效斐然。這時人們還有「癌症是絕症」的觀念。但我認為，不需要全面排斥抗癌劑，可以適量使用抗癌劑，再搭配超高濃度維生素C注射療法來降低副作用。我認為目前的醫療主流不論西醫和實踐者或支持替代醫療的人，不應相互質疑彼此敵視，而是應該回到「能讓患者好轉」的初衷，活用彼此的優點、攜手投入醫療工作。

古人說：「上醫治國、中醫治人、下醫治病」。從這句諺語即可看出，醫療領域劃分過細就難以窺見患者的全貌。即便能延長壽命，但卻也是現代醫療問題的癥結所在。我想目前最要緊的事莫過於重新檢視整個醫療制度。

日本無論男女皆為全世界最長壽的國家之一（至二〇一三年為止，女性為世界第一、男性為世界第五）。話雖如此，實際能健康活到老的比例並沒那麼高，其中多為帶著宿疾或慢性病痛的老人家，日後人口老化的問題會越來越嚴重。想要健康到老，我極力推薦這種斷糖飲食療法，以及超高濃度維生素C注射療法。

人都不免一死。這意味著人的死亡率為百分之百。曾有人針對面臨死亡時最後悔的事進行民調，你認為最多人感到後悔的事是什麼？其實大部分的人都不是懊悔昔日的失敗，而是後悔那些想嘗試但未做的事。如兒時十分嚮往但長大後只能放在記憶裡的事、老想去看看卻一直未能成行的國度，或者是一直想嘗試卻猶豫不決的自己……，這樣結果出乎大家的意料吧！

身處這個瞬息萬變的世界，對未來感到不安的人只會越來越多，但未來會如何演變誰都不知道。這意味著，就算你不是被醫生宣告只剩幾個月生命的癌症患者，每個人就某種意義上都屬於人生的「末期」。所以，不要被未知的不安所綁架，重要的是好好活在「現在」。

我很喜歡「一日一生」這句話。不要讓自己束縛於過去或未來，而是要全心全意快樂度過每個今天。

所以，癌症患者也不該放棄生命，應積極採用斷糖飲食療法或超高濃度維生素C注射療法。

這本書能順利付梓要感謝很多人，如長期研究斷糖飲食療法，不吝給我許多指導的崇高診所荒木裕院長、日本超高濃度維生素C注射療法先驅，促進健康診所的水上治院長、給我很多寶貴意見的宮本匡先生、促成本書出版契機的金成泰宏先生（日本Master-mind代表人）、負責出版本書之KK Bestsellers（日方原出版社）的小笠原豐樹先生、編輯伊藤步小姐。

最後，我想將這本書獻給讓我來到這世上，辛苦扶養我長大的已故雙親。

二〇一四年一月二十八日

幡井診所院長　西脇俊二

目錄

癌症治療新革命
高濃度維生素C注射與斷糖

第2章 維生素C注射療法可「殺死癌細胞」？ 39

第3章 想打敗癌症就得斷糖！ 67

第4章 不光是「癌症」！維生素C注射與斷糖飲食讓你更健康

第1章

癌症末期也能痊癒！充滿奇蹟的治療案例

癌症患者蜂擁而至的小小診所

那天，當我看到這位上了年紀的先生踏進診間的瞬間，我心想：「是末期癌患……」。

這位病患A先生年約70歲，臉色泛黑暗沉，皮膚粗糙，髮量稀疏露出頭皮。

光從外表看，他就是個沒有生命力的患者，但關鍵還是在於他身上的「氣味」。據說癌症末期的患者，會從腳底散發一股類似腐敗的臭味……。

事實上A先生是被某家綜合醫院宣告只剩6個月餘命的末期胃癌患者。

但是，從這天起3個月後，A先生的癌症病灶幾乎消失殆盡——因為他在我的診所接受了「超高濃度維生素C注射」，並積極進行「斷糖飲食療法」。

我本身是東京都目黑區幡井診所的院長。診所看板上的診療項目為「內科・心智內科」，但附近感冒的人也會來我這個位於住宅街上的小診所看診。

不過，我這個診所跟一般的內科醫院有點不同。我的病患很多都是其他醫院治不好，身染重症的人，甚至還有很多遠自北海道或沖繩等地，需投宿求診的患者。

幡井診所成立於一九八六年，是日本最早的阿育吠陀治療醫院。從上一任的院長幡井勉醫師，就以阿育吠陀醫療為主，提供替代醫療與西洋醫學的統合醫療，在日本頗具知名度。

二〇〇九年我繼任院長一職後，持續增加的患者，幾乎都是像A先生這類的末期癌患。診所雖然沒有特意宣傳癌症治療，但在患者的口耳相傳下，我聽到類似的傳聞：「在東京的目黑區，有家沒有副作用，全日本最獨特的治療診所，似乎連癌症末期都能治好耶！」

A先生就是聽到這樣的傳聞，才在這天上門求診。究竟A先生的末期癌症是如何消失的？

在說明A先生的狀況前，我想先介紹自己會投入癌症治療的契機。

身為精神科醫師的我，開始著手癌症治療

我第一次使用超高濃度維生素C注射與斷糖飲食治療癌患，是起源二〇〇七年我服務於東京都內某家精神病院。

事實上在接任幡井診所的院長以前，我一直都是個精神科醫師。

「為何精神科醫師會來治療癌症呢？」你可能會這麼覺得吧！其實連我自己也沒想到會在精神病院治療癌患。

這家精神病院隔壁有附設的養護機構。在此機構服務的B女職員，有次因腹痛前往大學附設醫院就診，卻被診斷出子宮體癌末期。

而且癌細胞已轉移到肺部，被醫師宣告只剩3個月餘命的B女才31歲，又是新婚，她先生也

在這個機構服務。這讓養護機構、精神病院的同事們大感吃驚。

碰巧有個跟我熟識的女同事，跟B女是好朋友，無意中促成這個契機。這個女內科醫師臉色大變地跑來問我：「西脇醫師，你曾說過只要進行不攝取碳水化合物的飲食，且額外注射維生素C的話，就能治好癌症吧？」

的確，有次一起喝酒時，我記得曾這麼跟她說，但當時她充耳不聞地說：「你在說什麼？怎麼可能？」如今聽說B女癌末，突然想起這件事，拜託我幫她治療。

我是個精神科醫師，癌症治療全然是個門外漢。現在想想，整件事情只能說是出乎意料且毫無道理可言。

但是，這種治療方法沒有副作用，患者試試也不會有損失。應該是用盡各種辦法都藥石罔效了吧……想到這裡，我決定和女內科醫師一起治療B女。

在精神病院治療癌症患者，而且，精神科醫師用的是前所未聞的治療方法……史無前例的挑戰就從各種條件奇蹟似地整合後開始了。

B 女的腫瘤標記指數變化

腫瘤標記	標準值	2月2日	2月26日	4月9日	5月15日	6月18日	7月10日	9月3日
CA19-9	37.0 以下	86.7	107.0	120.0	15.3	8.9	8.1	7.7
CA125	35.0 以下	127.0	60.9	14.2	8.1	6.9	7.0	6.6

（單位 U＼ml）

只剩3個月餘命女性患者，5個月後竟然痊癒！

我曾數度參加「注射療法研究會」所舉辦的「超高濃度維生素C注射療法」研習，也取得認定醫師的資格。話雖如此，要實際給患者注射維生素C，還是第一次。所以，我先去請教認識的美容皮膚科醫師，如何幫患者注射維生素C，因為注射維生素C是美容醫療常見的手法。

我在醫院裡為B女準備診間，進行超高濃度維生素C注射療法。每個月除了去大學附設醫院使用抗癌劑的那5天，其餘25天，每天花1小時從靜脈注射100公克的維生素C。

同時，也將B女的飲食改成「斷糖飲食」，米飯、根莖類、水果或甜點等含糖食材要全部戒斷。

雖說是年輕夫妻，但要每天來醫院注射維生素C也很辛苦，幸好周遭的親友給予極大的支持，他們才能堅持下去。

最幸運的是，醫院也同意我們進行治療。可能是因為理事長是女性，也曾罹癌的關係吧！這些支持，讓我們的療程越來越順利。

B女治療2個月後，大學附設醫院的影像檢查結果顯示，原先轉移至肺部的癌細胞完全消失！我們瞬間湧現「這真得有效耶！」的成就感。

再3個月後（開始治療5個月），B女的檢查結果顯示，所有的癌細胞消失殆盡。其CA19-9與CA125這兩個子宮體癌腫瘤標記指數，治療前為86.7（CA19-9）與127（CA125）【2月2日】，5個月後恢復到正常值（CA19-9：37以下、CA125：35以下），各自降到8.1（CA19-9）和7.0（CA125）【7月10日】。即使是CT等影像診斷也發現，子宮或肺部的腫瘤已經消失。意即被宣告只剩3個月餘命的B女，經過5個月的治療奇蹟痊癒！

我永遠忘不了B女與其先生當下的喜悅模樣。我也非常感慨如此簡單溫和的治療方法，居然挽救一名女性的生命。同時也很訝異：「效果竟然如此迅速！」內心感到無比興奮。

不過，治療B女之大學附設醫院的主治醫師，對這樣的結果可能不會太開心。被自己宣告只剩3個月餘命的患者，居然被毫無根據的替代醫療給治好了……。就醫院的立場來看，面子似乎有點掛不住吧？

之後B女注射維生素C的次數逐漸減少，目前是1個月2次，每次只需注射25公克。飲食也從斷糖飲食恢復到一般的飲食。被宣告只剩3個月餘命的絕望情景宛如夢一場，如今又健康回到養護機構工作。

B女是我開始嘗試癌症治療的第一個患者，其出乎意料的治療結果讓我更加確信——「超高濃度維生素C注射與斷糖飲食療法的組合，果然可治好癌症」。

見證替代醫療的療效

我會接觸到高濃度維生素C注射與斷糖飲食療法，要從25年前談起，當時我還是精神科的菜鳥醫師。

從學生時期我就有嚴重的鼻炎，當上實習醫生後，每次鼻塞就覺得很苦惱。服用一般的鼻炎藥物，只會讓喉嚨好渴且無法治癒；即使使用鼻塞劑，也只能暫時緩解鼻塞症狀，隨即會越來越嚴重。就在我不知如何是好時，有次突發其想試試中藥（漢藥）……。

結果我只花3天試服中藥，鼻子就完全暢通。我原以為所謂的中藥一定要長時間服用才會有效，沒想到效果那麼好。之後1年間我持續服用中藥，鼻塞症狀就完全不見了。

一般的藥物無法完全治癒，但改服中藥只需3天就痊癒！

這樣的親身體驗讓我首度察覺：「除了醫學院所傳授的西洋醫學（西醫）外，這世界竟然還有如此驚人的醫療手法！」

當時醫界普遍認定西洋醫學才是正統醫學，而否定其他醫療的價值。我雖對中醫產生興趣，但就算要研讀，醫學院也沒有開設中醫相關的課程。無計可施之下，我只好在工作之餘，自行研讀中醫教材，參與中醫的夜間講座。

過不久，我試著給同意這種療法的患者開些中藥。一般來說，精神科跟內科等科別一樣，都以西洋醫學作為投藥基礎。可是，對主訴「沒食慾」、「口渴」等症狀的患者，中藥大多具有療效。我就這樣逐漸累積中醫方面的臨床經驗。

在研讀中醫期間，我參加很多替代醫療的研習會議，了解除西醫外，還有各種治療方法與健康療法。如藥草醫學、順勢療法（homeopathy）、長壽飲食法（macrobiotic）、氣功等，我以這些理論為基礎積極研究與實踐。我一邊在多家醫院實習，一邊參與各方開設的講座，取得各種合格醫師的資格，並將研究成果於講座中發表。只要聽說對方有治病能力，就算是住在深山裡的合氣道老師或遠居沖繩離島的修行者，我也會親自造訪。我的個性就是，只要是感興趣的事，就會全力以赴絕不中途放棄。

在這個過程裡，我接觸到高濃度維生素C注射與斷糖飲食。而且，在研究這兩種療法時，我就意識到：「若能組合這兩種療法，說不定能治好癌症？」這可能是維生素C注射專家，以及提倡斷糖飲食的老師，都沒有發現的治療方法。說不定全世界只有我在組合這兩種方法進行治療呢！

治療只剩6個月餘命的末期胃癌患者

治療B女以後，我自二〇〇八年開始，每週只有一次在幡井診所看診。

鑽研替代醫療研究的我，從以前就會去幡井醫師相關組織所主辦的阿育吠陀學院上課。這時因擔任院長的幡井醫師年歲已高，就請多位醫師輪流在幡井診所駐診。而我一邊在多家醫院的精神科實習，同時也在幡井診所擔任內科・心智內科醫師。

二〇〇九年，幡井醫師逝世，我因而繼任診所的院長一職後，逐漸推廣替代醫療，也開始提供高濃度維生素C注射與斷糖飲食療法。就這樣從原來的精神科醫師，開始治療癌症患者，第一個碰上的癌患就是前面提過的A先生。

A先生到診所求診時已是末期胃癌患者，被宣告只剩6個月餘命。一開始他曾在綜合醫院接受胃切除，後來再次復發。之後接受抗癌劑治療，但因副作用很大而逃避治療。最後他輾轉來到我的診所。

「不用如此痛苦的治療，應該還有其他的治療方法吧……。」如同多數癌末患者或其家屬會做的事一樣，A先生也是拼命四處打聽其他的治療方法。後來聽說「維生素C好像可治療癌症」，遂決心前往上網查到的診所求診。

但是，那家是美容專科醫院，注射維生素C當然只是做為美容用途。且A先生對於診所的維生素C注射說明感到不安，終究失望而回。後來他又打聽到我的診所，終於到這裡接受治療。

我跟A先生說明注射維生素C的作用，也強調斷糖飲食的必要性；待A先生理解後開始進行治療。

每週一次的注射與斷糖，癌細胞幾乎消失！

A先生病況嚴重，每週最好能做3～5次的維生素C注射；但因A先生本身經濟狀況不佳，不得已只能每週一次注射100公克維生素C。

A先生首次來診所時，我就聞到一股濃烈的「死亡氣味」，老實說當下會覺得：「可能是白做工了……。」更何況一週一次的維生素C注射，可能無法大幅提升療效……。

會這樣想的人不是只有我。在旁邊的資深護理師一聞到A先生發出的氣味，似乎也覺得：「這個人恐怕來日無多了……。」

但斷糖飲食結合高濃度維生素C注射的治療功效，遠遠超過我的想像。末期癌患特有的氣味，在開始治療後隨即消失。不僅身體狀況越來越好轉，粗糙的皮膚也開始出現光澤。

這時A先生曾出席親友的告別式，還有人跟他說：「你是不是痊癒啦！」甚至有人嘟囔著：「你竟然來了耶！」無法相信這是一位癌末患者。

治療3個月後，A先生的癌細胞幾乎消失殆盡。胃癌腫瘤標記ＣＥＡ的數值，也從300大幅降到5.6，幾乎接近正常值5.0以下。這可說是幾近痊癒的數值。

若加上斷糖飲食療法，即便每週只注射一次維生素Ｃ，原本非常嚴重的癌症也得以痊癒。這對我來說是個全新的發現。

若這樣持續治療，A先生應該能從末期癌痊癒；但遺憾的是，我並未親眼看到那一天。有關A先生後續的發展，我會在下個章節說明。

精神科醫師也能有嶄新的思維

目前我在診所進行的治療方法，在約25年前開始嘗試的各種療法中，只被認為「效果還不錯！」即便其中的維生素C注射與斷糖飲食組合，已經呈現超越以往癌症治療認知的優異臨床結果。

不過，我畢竟是個精神科醫師，在治療癌症的世界屬於門外漢。這樣的我在推行全新治療方法這件事，或許會讓專門治療癌症的醫師充滿問號。

不過，就算是門外漢，我還是能組合出誰都沒試過的治療方法！何以至此？我想原因就在於我沒有「障礙」。在內科或外科的世界裡，與身為老師的教授或醫師關係密切，即便在癌症治療上也不能擅自仿效。所以，癌症治療有所謂的標準治療程序，沿襲此療法就成了眾人默許的常規。

關於這一點，身為精神科醫師的我，全然無須介意這些障礙。所以，只要是自己覺得效果很好的治療方法，確認過安全無虞後，都想多方嘗試看看。事實上，在注射療法研究的講座中，教導超高濃度維生素C注射療法的美籍醫師，很多人原本就是精神科醫師。我想這可能是美國的精神科醫師也比較不會受限於這些障礙所致。

再者，就因為是圈外人，我才能想出嶄新的治療方法。一旦成為全心投入癌症治療的專門醫師，是否有更具可能性的治療方法，或是否有無副作用的治療方法？我想可能只能遵循教科書，反覆嘗試既有的治療方法吧！

在外人眼裏「這不是很怪的做法嗎？」但一進入就會有全新的體悟。所以說，我具有素人的優點，我想建構出全世界唯一的組合療法。

自願投入問題重重的障礙兒童機構

老實說，我似乎也是非典型人物。雖然有些離題，但我還是想說說自己的部分經歷。

自一九九六年起的9年間，我一直任職於日本國立重度智能障礙兒童機構。就國立且唯一的福利型障礙兒童機構來說，這是一間超過半世紀，接受最重度智能障礙兒童，頗具歷史的設施。

我在此服務的大學同學跟我說：「這裡的設施超乎你的想像，你一定要來看看！」等我真的去了，果真大吃一驚！

雖然這裡被賦予收容智能障礙兒童的重要功能，但裡頭員工的相關技術與知識卻不夠專業，經常出現毫不理性的爭論，整個機構籠罩在肅殺的氛圍中。可想而知，這些孩子也很難受到良好的照顧，反覆出現自殘或過動行為的孩子。而員工的應對只是讓孩子吞服大量的藥物……。

無法忍受如此離譜狀況的同學，只服務2年半就離職了。

但是，基於某些理由，我還是有「想在此服務的念頭」。這可能是我與生俱來的挑戰精神與好奇心不斷湧現之緣故。我在只打算服務3年的念頭下，開始在此機構任職。

任職1個月後，我參加美國北卡羅來納大學喬普拉教授所提倡的計畫講座──「TEACCH」（結構化教學：Treatment and Education of Autistic and related Communication-handicapped Children）。也就是「自閉症、溝通相關障礙兒童的治療與教育」，為當時頗受矚目的教學法。但不知為何，機構裡的員工都沒參加過這項研習，我是第一個參與者。

這種TEACCH計畫主張不採用任何藥物，是一種並非改變當事者，而是改變周遭環境，再讓當事者行為產生重大變化的方法。對於這樣的想法我感同身受。

在數次參與講座的過程中，我獲得喬普拉教授之兒童精神科醫師佐佐木正美醫師的賞識，在日本積極推廣這種TEACCH計畫。當時佐佐木醫師計畫去國外參訪兒童福利機構，我也申請加入這趟旅行。一開始參訪法國、比利時、英國等歐洲國家，接下來還去參觀美國的相關設施。

我在這裡所看到的一切，著實讓人驚訝，機構裡有著與日本截然不同的氛圍。障礙兒童在擁有完整知識與技術的員工之心態輔導下，過著獨立且自在的生活。這是個連我都想住進來優異的大家庭。我深深感慨原來日本的障礙兒童機構之發展，晚了歐美國家數十年呢！

將「無法想像的設施」變身為最佳機構

為向大眾傳達歐美國家與日本之障礙兒童機構的發展差異，我開始主辦講座。一開始只是5個職員的夜間讀書會，但過不久其他機構也拜託我舉辦這類講座。

正巧這時機構裡的主管換人，與我理念相同的長官就任執行長。我跟新執行長提出機構的問題所在，想一鼓作氣從上到下推動機構改革。這是一九九八年到二〇〇一年間的事。

我遵照TEACCH計畫，一對一幫自閉兒、照護者、來自全國各機構的指導員、保育員等舉行訓練或夏令營。然後讓自閉症的孩子，在容易認識周遭環境的情境下，接受可促進認知發展的訓練，並盡可能讓孩子得以獨立生活。於是，孩子們不服藥也不會躁動，可以安然地生活。

再者，我也成立可容納兩百人研習的大講堂或住宿設施，讓許多孩子住宿學習。同時集合內外部員工舉行講習，幫照護者成立讀書會。這些活動讓員工學到正確的知識與技術，並於外部的交流中改變想法，整個機構逐漸展現明朗且開放的氣氛。

緊接著全國兒童福利機構的許多員工，也紛紛提出想來我們這裡見習的要求。於是，我首度針對發展障礙兒童成立門診，甚至出現預約須等候1年的盛況。

原本外界風評不佳的設施，卻只花3年變身成為最佳機構。雖說想讓這所深具歷史的機構短時間內煥然一新過程是困難重重，但也是一件深具挑戰性又有趣的事。

如今想想，能讓我這小小的精神科醫師，嘗試如此重大改革的執行長，實在很令人感念。我原打算只在這機構服務3年，但因與執行長及其他員工相處愉快，實在很難請辭。直到二〇〇七年我進入民間的精神病院，轉眼間已過了9年⋯⋯。

可能是我在此機構的改革成績頗受肯定，全國的兒童福利機構相繼邀請我去演講。不是我自誇，當時我可是自閉兒教育界裡響噹噹的人物呢！

後來我也監修與精神疾患相關的日劇。如最早二〇〇六年，由草彅剛主演罹患自閉症的TBS戲劇「我的人生路」。之後還有朝日電視台的「半自白」（椎名桔平主演）、日本電視台的「相棒」（水谷豐主演）、富士電視台的「飛特族、買個家」（二宮和也主演），以及富士電視台的「自閉天才ATARU」（中居正廣主演）等多部戲劇。

即使是別人不願做的事，只要我覺得是好事，就會馬上採取行動。因此截至目前為止，我也有各種失敗的經驗，但我想投入這些新領域的企圖心，再再成為我挑戰癌症治療的自信呢！

被宣告將會「失聲」的下咽喉癌症患者

現在由我擔任院長的幡井診所，北自北海道南到沖繩島，從全國各地湧入許多患者。這些在其他醫院被宣告「無計可施」而充滿絕望，或者是嘗試各種療法意志消沉的患者，在緊抓最後一根稻草的念頭下，不遠千里上門求診。

如患者之一的C先生——經營某著名企業的40歲男性，就從名古屋上門求診。

C先生2年前於下顎處的淋巴結發現腫瘤，透過放射線治療抑制癌細胞擴散。但2年後，他的下咽喉癌細胞急速增生，長成3公分大的腫瘤。這時醫師告知必須手術，但也表示下咽喉癌手術不得不切除聲帶，也就是C先生將會面臨「失聲」的衝擊。

身為大企業社長的C先生心想：「一手術我就會失聲無法開口說話，開什麼玩笑啊！」遂拒絕醫師動手術。於是懷抱一絲希望的他才會來這求診。

看到C先生時，他那從下顎到頸脖處的巨大腫塊頗令人側目。這時C先生的癌細胞已持續擴散，一般來說只剩手術一途，但C先生不願意失聲。為想辦法達成他的心願，我努力跟C先生說明盡量多注射維生素C，以及合併斷糖飲食的必要性。

我要求C先生每週3次，從名古屋來東京的診所注射維生素C 100公克。在這期間，他也在名古屋的醫院接受抗癌劑與放射線治療。後來判斷他病況加劇的主治醫師，要求C先生必須馬上住院接受治療。

一旦住院，C先生就無法從名古屋到東京的診所治療了。沒辦法，我只能拜託名古屋當地認識的醫師，去病房幫C先生注射維生素C。可是，他的主治醫師以「怎麼可以在醫院做如此缺乏根據的治療」為由拒絕了。到此為止，C先生的治療受到阻礙……。

透過「遠端治療」治好患者保留聲帶

於是我反覆思索，要怎麼做才能讓C先生持續注射維生素C？我跟C先生商量的結果，最後想出一個辦法——C先生溜出醫院，去我認識的診所注射維生素C。

於是，C先生告訴護理人員：「我去散散步……」，隨即到診所注射維生素C再回去醫院。我也將需要的資材送到診所，交代維生素C的注射劑量，進行所謂的「遠端治療」。每週3次，每次注射維生素C 100公克。這時醫院的人只覺得：「這個患者好愛散步喔！」

再者，C先生一旦住院，飲食也是個問題。若吃醫院的伙食就無法進行斷糖療法。所以我跟C先生說，婉拒醫院的伙食，由家人負責斷糖飲食。這樣住院的C先生也能繼續進行斷糖飲食。

事實上，在我治療的癌症患者中，住院時如同C先生自備伙食的人並不少。其實除非醫生要求要限制飲食，否則婉拒在醫院搭伙也無妨。我覺得這畢竟是攸關生命的大事，就算住院你也不用客氣，大可婉拒院方提供的飲食，才能貫徹斷糖療法。

C先生開始注射維生素C且斷糖不久後，下顎的腫瘤變小，3個月後的影像檢查顯示，癌細胞已經消失。花長時間治療也未消失的癌灶，卻急速縮小且消失——似乎讓C先生的主治醫師百思不得其解。最後連護理人員也注意到，C先生溜出醫院接受某種治療，大家對此相當感興趣。

打敗癌症的C先生，現在已經出院，用元氣高亢的聲調激勵員工。目前他只需每月2次，每次預防性注射25公克維生素C，也無須斷糖且可恢復正常的飲食。

順道一提，我在做遠端治療時，也遇到各種阻礙。之所以能不畏艱難持續下去是因為，為避免讓C先生失去聲帶，我確信一定要注射維生素C且斷糖。而不顧及醫院的禁忌——住院患者擅自溜出醫院，也是我為了「治好癌患」不得不採取的措施。

話雖如此，這畢竟是例外中的例外，連我自己也做得提心吊膽。所以，之後我都會要求患者，找到可在居住地且按照指示注射維生素C的診所。因「辦不到」而中斷治療，以致無法治好癌症，這對我來說才是最遺憾的事。

思索「癌症治療法」的轉機

在此我想說明「想投入癌症治療」的個人因素。

前面說過，我的父母均死於癌症。二〇〇七年，我在國立障礙兒童機構服務時，正巧父親罹患肺癌。發現時已是癌末無法動手術，只能用抗癌劑延續生命。只是用了抗癌劑的父親，腫瘤仍持續擴大，僅僅2週就撒手人寰。

就在父親逝世且家人情緒未平復的1個月後，我的母親竟也罹患大腸癌。而且已經是癌細胞轉移肺部，餘命不到1年的絕望病情。我剛失去父親，眼見母親也如風中殘燭……，如此意想不到的發展讓我茫然不知所措。

這時我的兄姊反對母親使用抗癌劑，建議改用中藥治療。我哥哥本身是中藥的藥劑師，姊姊也曾研讀中醫。他們都不願意再讓沒採取任何作為而讓父親往生的憾事發生。

或許是服用中藥之故，母親超出醫師的預期存活了5年。在這期間，癌灶反覆消失、復發，讓我們喜憂參半。只可惜母親最終還是沒有打敗癌症，死於肺炎。

在父母相繼去世後，我開始思索……。

不管是西洋醫學裡的抗癌劑，或替代醫療的中藥，結果都無法治好癌症。

難道癌症真是不治之症嗎？

難道沒有其他方法可治療癌症嗎??

直到我成為精神科醫師，這仍然是我持續思索的問題。怎會沒有能治好癌症的方法，一定有什麼辦法的……。

過不久，我偶然接觸到高濃度維生素C注射與斷糖飲食這兩種治療方法。我突然心生一念：

「若將這兩種治療方法加以組合，說不定能治好癌症呢?!」

身為精神科醫師的我，當時沒有實踐這種想法的機會；但我心想，總有一天會有機會試試，依然持續研究維生素C注射與斷糖飲食。

果然如我所想，實踐這種想法的機會到了，他就是我前面介紹的患者B女。

內心一直念想的事情，只要時機到了自然可以實現。現在想想，我會投入維生素C注射與斷糖飲食治療癌症，或許是父母往生給予我的命運邂逅呢!

初期卵巢癌經過29次注射後痊癒！

如前所述，很多前來幡井診所的患者，都屬末期癌患。這可能是因為很多被其他醫院宣告藥石罔效的患者，才會來我這種特殊的醫院吧？！

當然，也有患者並非癌末，而是初期癌也上門求診。我舉個例子。

D小姐，住在名古屋的45歲女性，正巧是之前患者C先生員工的太太。

D小姐因為接受定期健檢，發現自己得了初期卵巢癌。婦科方面的癌症或乳癌，因透過健檢發現，初期就來求診的人似乎比較多。

初期卵巢癌還無須手術，也沒有痛感。它跟末期癌不同，身體還很健康。只是用了抗癌劑，頭髮掉光光。這時使用抗癌劑雖能抑制癌細胞擴散，但D小姐表示：「我很擔心，請教社長後就上門求診！」

D小姐每週3次注射維生素C75公克，並服用中藥；跟其他患者一樣，開始進行斷糖飲食。

我原以為這個療程至少要持續3個月，沒想到治療到29次後，D小姐的癌細胞消失了。她回去原來的醫院做影像檢查，結果也顯示在注射第29次時，癌症不見了。3個月後的CA125腫瘤標記數值，從26.7U／ml降到正常值的8.0U／ml。

再者，結束抗癌劑治療3個月後，D小姐的頭髮恢復原有的樣貌。有關這點，我在後面章節有詳細的說明，我想這應該是超高濃度維生素C的作用吧！

現在D小姐為預防癌症復發，每月會注射2次維生素C25公克，如今整個人容光煥發……。

既然是初期癌，可以預期應該會痊癒，但竟能如此快速痊癒。老實說，效果連我也大吃一驚。當然就醫師而言，能儘早治好患者是最開心的事。

如前所述，可知高濃度維生素C注射與斷糖飲食療法，確實有治好末期癌患的效果，而現在也證實它對初期癌患的治癒率很高。我想以後有越來越多的患者，一旦發現癌症，就想開始接受維生素C注射與斷糖飲食，不願意等到被醫生宣告「藥石罔效」的時候吧！

上顎洞癌治療2個半月後，病灶只剩三分之一！

截至目前為止，我用高濃度維生素C注射與斷糖飲食療法治療的癌症有胃癌、膽囊癌、耳下腺癌、子宮頸癌、子宮體癌、卵巢癌、乳癌等等。接下來要介紹一個罕見的癌症治療實例。

他45歲，罹患上顎洞癌。上顎洞就是人體臉頰內側的一個大空洞，所謂的上顎洞癌，顧名思義就是於此空洞形成的罕見癌症。

於是有次因鼻血不止到醫院檢查，意外發現上顎洞癌；原來是上顎洞癌灶腫大壓迫到鼻黏膜，才容易流鼻血。

E先生前往大學附設醫院接受抗癌劑治療，但癌灶並未停止惡化，反有越來越大的趨勢，最終被醫師告知「只有手術可以解決」。

但因上顎洞癌的手術需切除大半個顏面，會讓患者的生活品質受到極大的影響。尤其E先生的腫瘤面積大到64毫米×44毫米，包含眼球在內，勢必切除半個顏面。這跟切除嘴唇或舌頭的癌症不同，一旦切除半個顏面，想要重建幾乎不可能。就算移植身體其他部位的骨骼或皮膚，術後的容貌也跟原來大相逕庭。

E先生說，他在醫院親眼看到做完上顎洞癌手術的患者，整個臉剩下半張，宛如電影裡的魔鬼終結者。一想到這個畫面，他萌生「絕對不要動手術」的念頭，離開醫院來到我的診所……。

剛到診所的E先生臉部泛黑，身體浮腫，說話太激動時還會噴鼻血……。我心想：「病情還真嚴重！」為保住E先生的命，還是趕緊進行治療。

我給E先生每週5天注射維生素C 100公克，嚴格要求他遵守斷糖飲食。結果64毫米×44毫米的腫瘤2個月半後，縮小為19.2毫米×28.8毫米，足足縮小到三分之一。

這時E先生氣色好轉，全身浮腫消失，也不再流鼻血。而且，原本因抗癌劑副作用導致的禿頭，又恢復濃密的髮絲。當E先生不再去醫院時，自然不會再用抗癌劑，但一般來說，只隔2個半月頭髮不會長得如此濃密。我想這應該跟前面的D小姐一樣，都是注射維生素C的結果吧！

後來E先生因為經濟緣故，不得不中斷診所的治療，最後如何我不得而知。但我對於維生素

C注射與斷糖飲食能大幅縮小癌灶，恢復身體健康的效果感到很開心。

從這些治療實例我深刻體認到，光靠維生素C注射與斷糖飲食就能呈現如此驚人的療效，這給予我莫大的勇氣，也讓我接下來更有自信，利用這兩種治療方法打敗癌症。

利用高濃度維生素C注射與斷糖飲食治療癌症的實例如下：

①因胃癌全胃切除，癌灶轉移到腹膜的48歲女性。每週4～5次維生素C注射75公克與斷糖飲食療法，2個月後CT顯示癌症消失。

②膽囊癌，癌灶轉移到腹腔內的51歲男性。每週3～4次維生素C注射100公克與斷糖飲食持續9天，CA19-9從244.1（二〇一二年九月十二日）降到42（二〇一三年六月十九日）。

③右側乳癌的57歲女性。每週1次維生素C注射75公克，持續6個月後（二〇一二年三月三十一日～二〇一二年九月十八日），影像檢查顯示病灶已縮小為三分之一。後來到二〇一二年九月二十五日，病理檢查證實癌症消失。

透過這些案例，我想讓更多人認識此療法，它療效佳且不具副作用。至於高濃度維生素C注射與斷糖飲食，如何具體有效地治療癌症，或何以治好癌症？我在後面都有詳細說明。

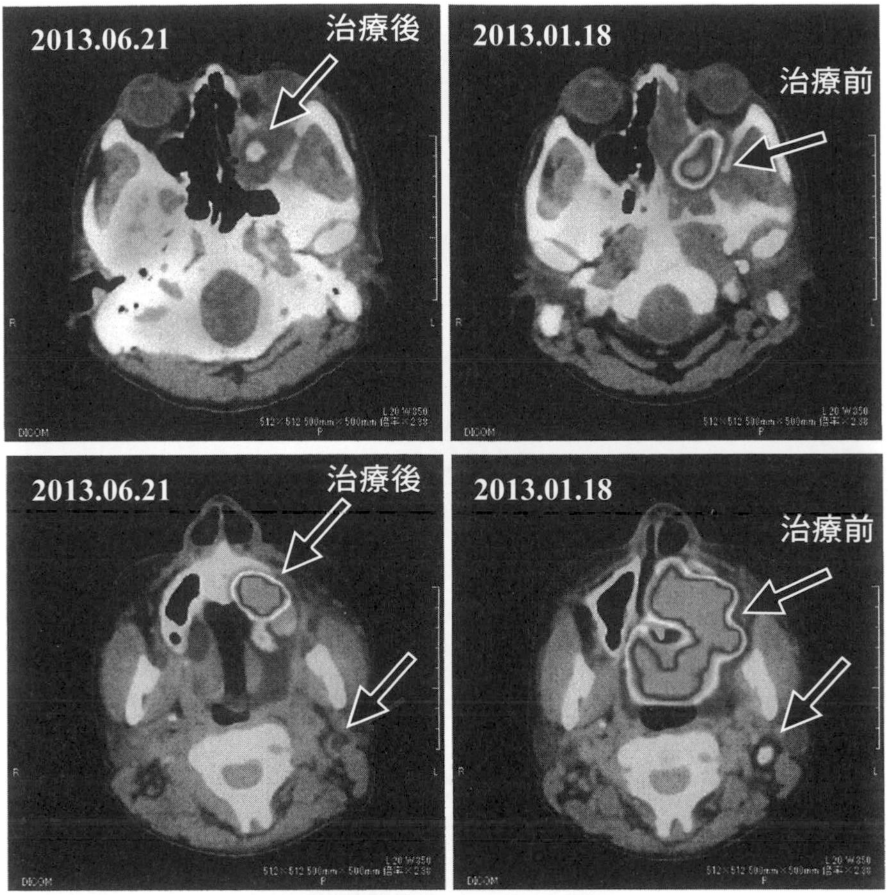

上顎洞癌患者的 MRI 影像

右側影像為治療前，左側影像為治療後。

治療前的日期為二〇一三年一月十八日。這是在前一家醫院的拍攝日期，到我診所的日期為二〇一三年三月四日，並於三月底開始治療。

這是從正下面拍攝的頭部影像。上面兩張正好是靠近眼球位置的水平面像，下面兩張則是其下方，靠近鼻子一帶的水平面像。從影像可知，眼球和鼻子都往上突起。

其中箭頭所指的顏面左側有個巨大的腫瘤，未切除前持續惡化。但每週 5 天注射維生素C 100 公克，加上嚴格的斷糖飲食，原本 64 毫米 ×44 毫米的腫瘤，2 個月半後，縮小為 19.2 毫米 ×28.8 毫米，足足縮小到三分之一。

第2章

維生素C注射療法可「殺死癌細胞」？

維生素C注射療法的血淚史

前面的章節已經說明，利用「超高濃度維生素C注射療法」與「斷糖飲食療法」治療癌症的成效。想知道「維生素C注射療法為何？」的人可能不少，但質疑「維生素C注射療法可治療癌症？」的人應該也不少。現在開始我要解答大家的疑惑。

自二〇〇七年「注射療法研究會」成立，「超高濃度維生素 C 注射療法的認定醫師」輩出，這種超高濃度維生素 C 注射療法，才在幾年前廣於日本流傳。到二〇一四年止，日本超高濃度維生素 C 注射療法的認定醫師約有210人，各地採用維生素 C 注射治療癌症的診所約有400家。

但是，這樣的光景絕非一朝一夕可成。

根據研究，最早提出維生素C與癌症治療具有關聯性的是一九三七年——德國阿貝巴姆醫師首次發現癌症患者血清的維生素C濃度近乎於零。

30年後，獲得諾貝爾獎的美國萊納斯・鮑林博士證實彼此的關聯性。亦即，一九六七年，鮑林博士與蘇格蘭的卡麥隆博士，在『美國科學學院紀要』發表共同的研究成果。其實驗證實，每一百個癌患經注射與口服維生素C後，存活年限比一千個只採一般治療的癌患高出42倍。

這意味著，在40幾年前，維生素C的療效已經獲得證實。可是，以日本來說，為何這幾年才廣為流傳這種療法，甚至還有醫師不了解這種療法？

這是因為鮑林博士提出之「維生素C可抑制癌細胞擴散」的主張，不久就遭到否決。美國醫界權威梅約診所在一九七九年與一九八二年，兩度發表「不認同維生素C對於癌症療效」的實驗結果。雖然鮑林博士也曾提出反駁，表示這些研究數據不夠周全，但面對梅約診所的權威性，這些異議聲浪也消失不見。這起發生在美國的「維生素C論戰」連日本都爭相報導，或許有人還記得呢！

日本的醫界人士僅基於「連梅約診所都否決」的理由，紛紛不再認同「鮑林博士的學說」。儘管維生素C注射呈現良好的療效，推廣的力道卻遭到極大的阻礙。

維生素C「可消滅癌細胞」

前面所說之梅約診所的實驗大致如下——

將150個癌患分為2組，一組口服維生素C，另一組服用安慰劑。結果兩者的療效並沒有太大差異，所以無法認同維生素C對癌症具有療效。

其實這個實驗有個很大的漏洞。實驗裡的癌患是口服而非注射維生素C。後面也會詳細說明，口服維生素C無法呈現療效。所以，這個實驗跟注射與口服維生素C之鮑林博士的實驗，根本無法互相比較。

在世人眼裡猶如敗戰者的鮑林博士，之後仍堅信自己的理論持續這項研究。在他死後，其弟子承襲這些理念繼續研究，反覆實驗想要證實維生素C注射療法的真正價值。

二〇〇五年，已被視為過去式的「鮑林學說」，終於有機會再度翻身。因為『美國科學學院紀要』刊載以『抗壞血酸（維生素C）可以選擇性地殺死癌細胞（Pharmacolo gic ascorbic acid concentrations selectively kill cancer cells）』為主題的衝擊性論文。這是由隸屬美國國立衛生研究所、國立癌症研究所、食品藥物管理局（FDA）的研究人員，以及愛荷華大學自由基•放射線研究部門的博士所提出的重要論文。

研究人員在試管打造如同人類血液內部的環境，將高濃度狀態下的維生素C，投入癌細胞與正常細胞內。結果9種癌細胞死了5種，但正常的細胞即便投入5倍高濃度的維生素C，卻完全不受影響。由此可知，「維生素C可消滅癌細胞，卻不會傷害正常細胞」。

這篇論文在全世界的醫療界投下震撼彈，導致高濃度維生素C的研究議題急速發展，主張其具有療效的論文陸續被發表；以下列舉部分實例——

＊二〇〇六年，美國國立衛生研究所、國立癌症研究所的學者們，共同發表超高濃度維生素C療法具有顯著療效之3個病例（腎臟癌、膀胱癌、惡性淋巴癌）的論文。

＊二〇〇七年二月，韓國的三星醫療中心，針對39個末期患者，每週2次注射維生素C 10公

克，同時每天口服維生素C4公克，結果癌患的身心與生活品質都有極大的改善而患者的疲憊感、痛感、噁心感、失眠、食慾不振等不適症狀也有改善的結果。此案例也發表於韓國醫學學院期刊。

＊二〇〇七年五月，美國國立衛生研究所、國立癌症研究所、食品藥物管理局等研究人員，於『美國科學學院紀要』，發表高濃度維生素C的抗癌機制。

＊二〇〇八年八月，美國國立衛生研究所的研究小組，於『美國科學學院紀要』，發表維生素C可抑制腫瘤發展的報告。

＊二〇〇九年三月，舉辦金澤大學補充替代醫療學講座的大野智副教授等人，於『抗癌研究』雜誌發表，高濃度維生素C注射療法對於進行癌治療的結論。

＊二〇一〇年二月，東京大學、愛媛大學、愛知癌症中心研究所的共同研究團隊，於『生物化學&生物物理研究交流』雜誌發表，透過培養細胞實驗可知，高濃度維生素C可殺死人類的間皮瘤細胞的報告。

＊二〇一二年一月，美國的湯瑪斯•傑弗遜大學，於『PLoS ONE』科學雜誌發表第一期臨床試驗結果，針對有轉移跡象之胰臟癌的高濃度維生素C注射療法與化療藥物。

不可與「三大療法」混合治療

隨著維生素C注射療法研究的蓬勃發展，除了美國，連加拿大、韓國等國家，也陸續投入高濃度維生素C注射療法的研究。在美國採用這種療法的醫師甚至超過萬人。

但在日本，採用高濃度維生素C注射治療癌症的診所不過四百家，根本不算多。這要讓每個人都能接受這種治療的目標，還有很大的努力空間。

如眾所知，一般醫院治療癌症就是以「手術、抗癌劑（化療）、放射線（電療）」，這三大療法為基本組合。

相對地，採用維生素C注射療法必須自費。以日本為例，禁止同家醫院進行所謂的「混合治療」——同時採行適用於健保與必需自費的治療。只有部分的高度先進醫療，被認定是混合治療的一環。可是，維生素C注射療法並不屬於高度先進醫療；或許日後混合治療的限制會被鬆綁，但目前仍狀況未明。

總之，目前採取癌症三大療法的醫院，不能進行維生素C注射療法。這正是日本維生素C注射療法無法普及的重要因素。

反觀美國允許混合治療，甚至不同於一般醫師，專門從事替代醫療的醫師，還可進行維生素C注射療法。所以，單就人口比例來看，美國有遠比日本多的醫療機構，均可提供超高濃度維生素C注射的服務。

儘管如此，美國也未將維生素C注射療法納入社會保險。約在二〇一〇年，曾傳出維生素C可視為抗癌劑，適用社會保險的消息，但隨後又無疾而終。另外，維生素C也不被當作藥品！

二〇一〇年十二月二十九日，美國食品藥物管理局針對，製造超高濃度維生素C注射用之維生素製劑的Mc G uff公司，取消「注射用的維生素製劑」不適用藥事法的舊規，在新藥製造獲得許可前不得出貨。至於，在藥事法制定之一九六三年以前所使用的藥物，除非特別適用於藥事法，否則之後都能繼續使用。所以，Mc G uff公司決定停止製造維生素製劑，也沒有庫存。

維生素C注射療法發展現況

從以前開始，在美國若試圖聚焦於維生素C注射療法，總會出現不少障礙。如二〇〇八年，又出現否定維生素C注射對於癌症療效的論文。這是由美國的史隆•可達林紀念癌症中心與哥倫比亞大學的教授，共同提出的論文「維生素C對於化療藥物的細胞阻礙作用出現拮抗性（Vitamin C Anta gonizes the Cytotoxic Effects of Antineoplastic Drugs.）」。這篇論文的標題頗受矚目，但如果是科學家，應該會用「抗壞血酸（Ascorbic acid）」，而非「維生素C（Vitamin C）」這個名詞。光這點就很怪，仔細看內容，才知這是使用「脫氫抗壞血酸（Dehydroascorbic acid）」所做的實驗。

所謂的脫氫抗壞血酸是指已經氧化的維生素C。它本身已失去抗氧化的效果，自然無法治療癌症或消除疲勞、美容。所以，使用脫氫抗壞血酸，當然無法有效治療癌症。

仔細研讀內容，發現這篇論文完全離題，但只看標題就認同「維生素C無助於癌症治療」的後果才嚴重。如之前所說的梅約診所就是類似的例子。若能花心思仔細研讀，應該就會發現裡頭的謬誤。可是，現在就連醫師也不會確實驗證論文的內容，光憑論文題目或者是報導的標題，很容易被誤導。真的不希望透過如此怪異的實驗，向外界散播錯誤的訊息……。

像這樣，在常有動作否定維生素C注射療效的檯面下，似乎有一股將維生素C治療癌症限於困境的「惡勢力」？這也是很多醫療業界流傳許久的耳語。如根據某個情報，發表否定維生素C治療癌症效果的美國某大學教授，實際上是製造抗癌劑之製藥公司母公司的員工……。比起抗癌劑，維生素C注射療效佳且無副作用——一旦這個事實供之於世，的確會讓抗癌劑製造商感到困擾！

還有一重點是，維生素C注射無須專利權，即便販售，製造廠商也賺不了錢。這類的狀況美日都一樣，故不難想像這會成為推廣維生素C注射療法的阻礙。

我與維生素C注射療法的邂逅

事實上，早在維生素C注射療法研究會創立以前，當鮑林博士發表論文的時候，日本就有採用維生素C注射療法的醫師——位於東京．市谷之促進健康診所的水上治院長。

水上院長為癌症專科醫師，擔任癌症先進補充醫療研究會理事長，更是在西洋醫學補充替代醫療採行「統合醫療」的第一把交椅。他跟我一樣自弘前大學畢業後，對一面倒向西洋醫學的醫療現況充滿質疑，遂赴當時採納最先端之統合醫療的北品川綜合醫院參與研究。而現在由他擔任院長的促進健康診所，有很多無法藉西醫緩解，身受各種疾病或症狀所苦的患者求診，希望接受水上院長嚴選，具有科學根據且經過實證的替代醫療。

我在前一章節就提及，我從20年前就對替代醫療感到興趣，常趁假日出席各種演講或參加研討會。其中一個就是二〇〇六年於名古屋舉行，名為「統合醫療研討講座in名古屋」的替代醫療研究會。水上院長在此發表演說，說明維生素C注射的內容。

水上院長自一九七〇年代開始，就在北品川綜合醫院為住院的癌症患者進行維生素C注射療法。當時正好鮑林博士的研究於美國形成話題，他就跟院長兩人抱著：「試試看」的心態，進行日本最早的維生素C注射治療癌症。

當時數十個癌患每天注射維生素C 20公克，結果每個人的精神明顯好轉，身體狀況也好轉。

在這之前，我對於維生素C注射療法「總覺得充滿疑慮」。但是，聽過水上院長的分享後，我倍受衝擊——維生素C既然有此驚人的療效！

自此之後，我參與維生素C注射療法研究會的講習10次，並通過考試，取得維生素C注射療法認證醫師的資格。另一方面，我也了解斷糖飲食有益癌症治療，積極投入研究。如前所述，後來我結合兩者，提供可能是世界唯一之「斷糖飲食與維生素C注射」這類的治療方法。

不容忽視的維生素C抗癌功效

接下來我想說明——「為何維生素C對於癌症具有療效？」

循環於體內的血液，常會釋出微量的維生素C。而所謂的超高濃度維生素C注射療法就是，透過靜脈注射增加血液裡的維生素C含量，大幅增加血液濃度的治療方法。

一旦血液裡的維生素C呈現超高濃度狀態，癌細胞周遭會出現金屬類的反應，形成過氧化氫（H_2O_2）。這種過氧化氫就是殺菌消毒藥水雙氧水的製造原料，會攻擊並殺死癌細胞。

「體內出現這種殺菌藥，豈不危險？」或許很多人有此質疑。

其實正常細胞擁有俗稱過氧化氫酶（catalase）這種酵素，可中和過氧化氫，避免傷害正常的細胞。所以，「只攻擊癌細胞，無損於正常細胞」正是這種超高濃度維生素C注射療法的特色，

超高濃度維生素 C 注射療法可以選擇性
殺死癌細胞的藥理學機制

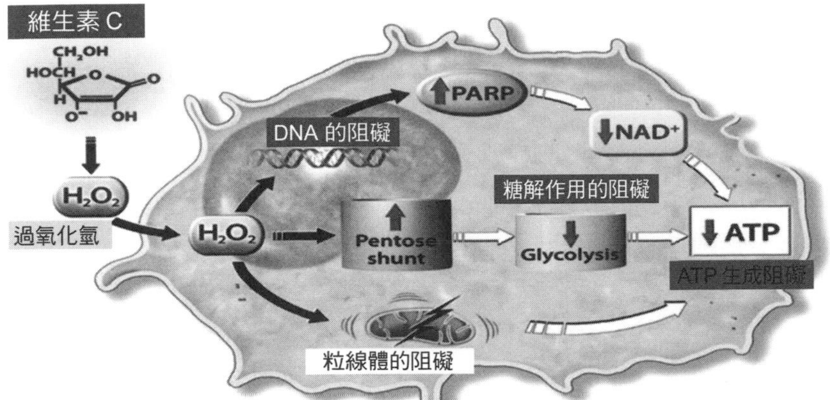

可謂是「無副作用之抗癌劑」的理想治療方法。

不過，目前這種超高濃度維生素C於體內的作用機制，還不是全然明朗化。它對有些癌症還是難以呈現療效，相關療效還在研究階段。

但如前所述，世界各地之研究專家所提出的論文，一再映證維生素C注射的療效。數據（第51頁圖）也顯示，採用維生素C注射療法的癌患，跟未採用此療法的癌患相比，生存日數較長。它對於結腸癌、膀胱癌、腎臟癌、乳癌等癌患，都出現差異性的療效。

雖說目前有關維生素C注射的療效尚屬研究階段，但癌症可不會等人。在各種治療方法中，維生素C注射沒有副作用，我想應該更有嘗試的價值。

「超」高濃度維生素C注射療法的現況

人體血液裡的維生素C濃度通常是5.5～16.8μg／

ml，但在治療癌症時，維生素C濃度卻能上升到3千5～4千μg／ml，足足高了兩百倍以上，果真是「超」高濃度呢！

為了讓血液裡的維生素C呈現超高濃度狀態，必須先用蒸餾水稀釋維生素C溶劑，花1～2小時慢慢將維生素C打到靜脈裡。在我的診所，第一次為讓患者的身體習慣，會在點滴裡加入25公克的維生素C，第二次以後視患者的狀況，依序增加到50公克、75公克和100公克。例如，注射50公克的維生素C後，若血液裡的維生素C濃度未增加到3千5～4千μg／ml，維生素C下次就要調整到75公克或100公克的劑量。一般來說，若只是美容用途，頂多12.5公克即可，但為治療癌症，至少需用50公克的維生素C。

至於血液裡的維生素C濃度容易上升與否，依患者的體質或癌症狀況有所差異。若是重症癌患，亦即體內癌細胞大量增殖時，若不大量注射維生素C，血液裡的濃度也不會上升到3千5～4千μg／ml。但是，隨著治療的進行，等癌細胞減少後，即使降低維生素C的劑量，也能讓濃度逐漸上升。

因為維生素C注射完畢後，癌患血液裡的維生素C濃度持平的狀態只能維持2個小時。2小時後，維生素C慢慢排出體外，血液裡的濃度也會慢慢下降。所以，想做血液檢查時，剛注射完維生素C是最佳的抽血時機。

不過，也有人對於大量注射維生素C，以讓血液裡的濃度增加兩百倍的作法感到疑慮：「這

維生素 C 注射與癌症患者的存活日數

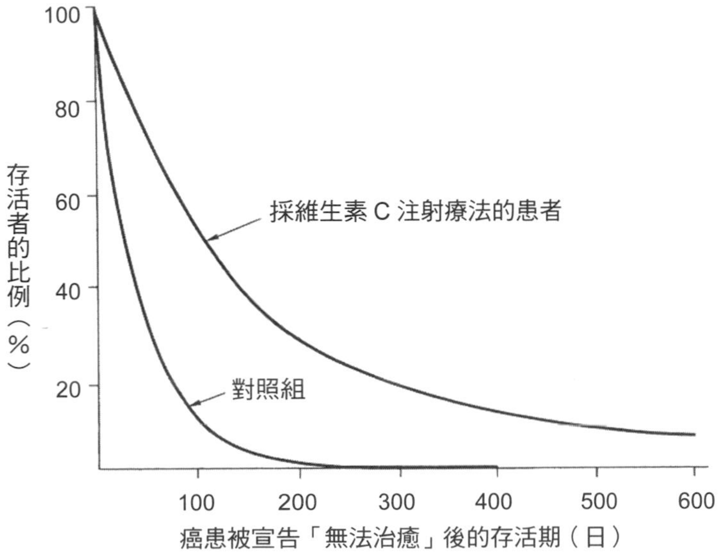

樣不會傷害身體嗎？」

以美國國際機能改善中心為例，15年內就做了3萬件超高濃度維生素C注射，但至今尚未傳出因副作用致死的報告。

頂多就是「大量攝取維生素C，會導致鈣質代謝異常，引起尿路結石」的說法。可是，就算是這樣的例子，自開始使用維生素C注射療法以來，40年也沒有出現這樣的案例。因為注射維生素C跟口服維生素C不同，並不容易引發尿路結石。所以，跟會傷害正常細胞的抗癌劑或放射線療法相比，這種維生素C注射療法可說幾乎沒有任何可怕的副作用呢！

不過，本身屬於G6PD缺乏症（俗稱蠶豆症）的患者，不能接受這種治療；因為患者的紅血球細胞膜會出現遺傳性的酵素異常，若血液裡的維生素C濃度一上升，可能導致紅血球破裂。再者，高血壓、因腎功能缺損洗腎、心臟機能缺損、嚴重腹水或浮腫等患者，注射維生素C有其風險，先請主治醫師評估。

屬進行癌一週需要3次以上的維生素C注射

維生素C能在反覆注射中，逐漸提升治療效果，但一週要注射幾次，基本上還是要根據患者的狀況決定。

如前所述，維生素C注射完畢後，只有2個小時能持續超高濃度的狀態，也就是「維生素C會攻擊癌細胞的狀態」。故要多次反覆讓維生素C持續這樣的高濃度，才能慢慢消滅癌細胞。

當然注射維生素C的次數越多，療效就會越好，但重點是盡量不要給癌細胞反擊的機會；因為維生素C的攻擊頻率一減少，癌細胞的增殖速度就會加快，恐怕影響預防癌細胞擴散的效果。

像維生素C注射療法研究會就建議，治療癌症應每週注射3次以上。我的看法是，若屬進行癌，每週應注射3~5次，若能配合，當然每天注射最好。不過，也要顧慮有些患者住的遠或經濟狀況不佳。這時，我就不會硬性規定，患者每週注射1、2次也可。像前面提到的A先生，即便注射次數較少，癌細胞幾乎消失不見，故次數多寡很難一概而論。

總之，當癌細胞被消滅了，注射頻率自然會慢慢減少。例如在我的診所，有些偏遠地區的患者，一開始只有2、3週，趁週末留宿東京，集中火力注射維生素C，等找到最適合治療的維生素C劑量後，再慢慢拉大治療的間隔……。

而且，我建議患者痊癒後，每個月仍須注射2次維生素C以防癌症復發。若家族有癌症病史，最好每個月注射1、2次加以預防。

像我本身並沒有癌症病史，但仍會每週注射1次維生素C以預防癌症維護健康。尤其是為了研究熬夜，或因工作繁忙十分忙碌時，我也會連續注射2天。這樣的作法讓我隨時元氣滿滿，即使每天只睡2小時，依然精神奕奕。這再再證實維生素C具有優異的抗氧化作用，可以清除活性氧，避免產生疲憊感。

維生素C健康食品可悲的真相

眾所周知，維生素C優異的抗氧化作用，也常用於美容或保健。所以，平日應該會有很多人，吃維生素C健康食品保養身體吧！

在診所常有患者問我：「如果要補充維生素C，那吃維生素C這類的健康食品可以嗎？」從結果來說，答案是「不可以」。因為若想保養身體，當然可以補充維生素C，但若想治好癌症，這類的健康食品完全沒有功效。

像日本厚生勞働省規定，成人每天的維生素C攝取量應為100毫克。但是這個劑量嚴格來說，只是讓人不會得到壞血病，實際的攝取量應該更大。因為人體一受到生理或心理上的壓力，就會消耗維生素C，所以，成人每天的必須攝取量絕對不只100毫克。特別是愛抽菸、壓力很大或常常忙到無法休息的人，維生素C的消耗量更大，最好攝取更多的維生素C。

維生素C類的健康食品種類繁多，大多做成含量1千～2千毫克的製品，以滿足1天份的維生素C攝取量。

「若一天攝取1千毫克的維生素C，應該就夠了吧？」其實能真正被人體吸收的劑量不到一半！換句話說，你即使攝取1千毫克的維生素C，以人類的消化能力去評估，可吸收的劑量不到5百毫克。

而且，這些健康食品於製作過程必須加熱，才能製成顆粒狀。但大家都知道，維生素C很不耐熱……。健康食品既然是食品，上面標示的維生素C含量應該是配合量，也就是加熱以前的劑量。就算在製作過程中，加了1千毫克的維生素C，等做成我們吃的成品時，很難想像裡頭的劑量只剩多少。甚至有人說，市面上很多維生素C製劑，幾乎都沒有什麼有效成分了……。

如果非食品級，而是按照醫藥級之製作流程所製造的健康食品，就會採取非加熱製作法，確保維生素C不易流失。但儘管如此，可以消化吸收的劑量還是不到一半。打個比喻——想讓血液裡的維生素C濃度，跟注射維生素C 100公克一樣時，2粒含有1千毫克的健康食品，得吃4百顆才行……。說到這裡你可能已經意識到，想藉由口服維生素C達到「超高濃度的維生素C狀態」，是不可能的事。

如果是靜脈注射，可直接從血管注入維生素C，完全不會流失。而且，這種超高濃度的維生素C注射，除了治療癌症，還有很多優異的療效。有關這點後面會有詳細的說明。

癌症的治療取決於費用對比效果

因這種維生素C注射療法不納入健保，治療費用依診所而有不同；它跟針灸、阿育吠陀醫療、整脊療法等民俗療法一樣，都屬於「自費醫療」。

根據維生素C注射療法研究會的規定，維生素C 50公克的注射費用平均是2萬日圓。以我的診所為例，25公克的維生素C注射費用為1萬5百日圓，50公克為約1萬7千9百日圓，75公克為2萬1千日圓，100公克大概是2萬5千日圓左右（截至二〇一四年二月）。

跟健保比起來，感覺貴多了吧？！可是，在各種治療癌症的替代醫療中，以「費用對比效果」的觀點來看，這種治療方法並不算貴。

比方說現在很夯的替代醫療——「免疫療法」，即提升體內原有之免疫機能，抑制包含癌症在內之各種疾病的治療方法。其中的「免疫細胞療法」（又稱作「被動免疫療法」「繼子免疫療法」），就是將血液排出體外，製作成可抵抗各種疾病的免疫狀態後，再送回體內。以癌症治療來說，須讓血液中負責免疫反應的淋巴球等更為活化。平常一個療程約需250萬日圓，平均3個療程就要750萬日圓⋯⋯。儘管費用如此高昂，願意採用免疫療法治療的患者依然絡繹不絕。

順道一提，這種免疫細胞療法的有效率包括「長期穩定感」在內，約為70%；而抗癌劑的有效率據說是20%。

在此先解釋何為有效率。假設服用某種藥物後，疾病明顯改善者為100%，但未服用此藥物，疾病也能改善者為30%的話，兩者間的差異70%就是此藥物的有效率。但所謂的有效率70%，並非「服用此藥物者70%都有效」的意思，小心不要誤解了。

再者，這裡的「疾病明顯改善」並不等於「痊癒」。以癌症來說，就算只有1次，即使癌灶只縮小1毫米，也可說成「有效」。但這跟之後會痊癒還是會往生沒有關係；亦即，有效率高，不見得疾病就會痊癒。

如此想想，免疫細胞療法有效率70%，治療費用需要750萬日圓，究竟是貴還是便宜，每個人看法似乎不同呢！

從以上的論述相信大家已經了解這種療法的價位，比起其他的治療方法，維生素C注射的治療費用並不算貴！

其實，若按照我診所的收費原則，大概是只能讓診所不會出現赤字的極致邊緣。像我的斷糖飲食指導，除了第一次收費，其他都不收費（30分鐘收費600日圓、截至二〇一四年二月）。至於，維生素C注射一次需要1～2小時，診所一天也只能服務幾個患者。話雖如此，我還是希望患者盡量增加注射的次數，所以將維生素C注射費用壓縮在最低收費，也是不得已的作法。

緩和抗癌劑的副作用

我會鼓勵癌症患者嘗試維生素C注射療法的理由還有一個，「維生素C注射與抗癌劑併用效果很好」。

如眾所知，抗癌劑（化療）乃癌症三大療法之一，因適用於健保，成為患者重要的選擇。醫生常於術前使用抗癌劑以縮小癌灶，或於術後使用預防癌灶轉移。故若患者不動手術，大多會選擇抗癌劑當作主要的治療。

抗癌劑種類很多，主要作用是攻擊癌細胞，抑制癌細胞增生。問題是它除了癌細胞，也會攻擊正常細胞；一旦細胞受損，患者就會出現各種副作用。

像掉髮、噁心感、疼痛、消化機能停滯、口腔炎、渾身倦怠等，都是抗癌劑的副作用。當然不同的抗癌劑或患者不同的體質，都會呈現不一樣的副作用。無論如何，抗癌劑都會影響患者的生活品質，因此擔心這類副作用而不願使用抗癌劑的患者也不少！

不過，若能加上維生素C注射療法，即可緩和抗癌劑的副作用。當「抗癌劑攻擊細胞」時，會讓細胞激烈氧化。而維生素C正有良好的抗氧化效果，正好可以保護因抗癌劑氧化受損的細胞。

事實上在我的診所裡，很多正在進行維生素C注射的患者都表示：「不擔心抗癌劑帶來的副作用……」。所以，最好在使用抗癌劑的5天到1週內，每天注射維生素C，這樣幾乎不會出現副作用。

再者，維生素C注射可增強抗癌劑的效果。眾所周知，使用抗癌劑數個月後，身體會產生耐受性，導致效果變差。但若加入具有抗癌效果的超高濃度維生素C注射療法，就能提升抗癌劑的療效，且能降低它的副作用。

總之，維生素C可以緩解並改善抗癌劑的主要副作用——想吐、食慾不振、渾身倦怠等全身狀態的惡化，可說是打敗癌症的必備武器。

此外，加上維生素C注射療法，還能減少抗癌劑的用量。這是因為只要進行維生素C注射，即使不再使用大量的抗癌劑，也能提升療效。當然這還需要取得使用進行抗癌劑治療之醫師的共識，才可進行。

我曾建議某個胃癌患者：「你要不要拜託你的主治醫師，減少抗癌劑用量呢？」這個患者因為抗癌劑的副作用，出現嚴重噁心感和疼痛，舉步維艱十分沮喪……。

經過患者的請託，主治醫師好像減少了10％的抗癌劑用量。而且，在抗癌劑用量減少的前提下，患者的腫瘤標記指數持續降低；副作用幾乎沒了，身體也逐漸復原，更能元氣十足地走路呢！

僅僅減少10％的劑量，就讓副作用銳減，提升癌症的療效——我認為這都是加上維生素C注射的緣故。由此可知，維生素C注射與抗癌劑不會互相排斥。希望正在接受抗癌劑治療的患者，也能進行維生素C注射。

只要能治好患者，什麼方法都行！

「抗癌劑不僅毒性強，抗癌效果也低。」最近基於這樣的理由，越來越多人不願使用抗癌劑。的確，抗癌劑的有效率約20％，癌症痊癒績效並不優異；就算抗癌劑能延緩癌灶的擴散，治療癌症的效果也不算頂好。

所以，即便忍受了劇烈的嘔吐或疼痛等不適，持續接受抗癌劑治療，也無法治癒癌症。基於這樣的結果，停止以抗癌劑為首的一切化療，只專注於替代醫療——這樣的患者經常可見。而在患者必需自費以提供替代醫療的醫師裡，也有很多屬於「反抗癌劑派」呢！

不過，我並沒有否定抗癌劑的用意。現在的抗癌劑種類很多，有的很適合癌症患者，只要被認定有一定的療效，就能斟酌用量組合使用。事實上，也有如同維生素C注射一樣，療效很好的組合治療法。

有個著名的癌症專科醫師在他的著作提出「抗癌劑無效啦！」「別再跟癌症搏鬥了！」之類的觀點；因為書很暢銷，受其影響變成反抗癌劑派的人似乎不少。

我個人完全不贊成他的觀點。我覺得就像維生素C注射療法一樣，也許針對癌症還有一些未知的治療方法，抗癌劑可能也有未知的用法……。不去探求這些可能性，只告訴患者「別再搏鬥了！」豈不等同於告訴患者「去死吧！」我認為身為醫師不應該輕易放棄與性命攸關的疾病搏鬥，亦即，不能草率建議患者「不要治療了」。

重點在於治療患者這件事，而不是用什麼方法。即使現在我負責這家使用替代醫療的診所，卻仍積極採納西洋醫學的優點，也不會告訴患者：「不要用抗癌劑」。我的醫療理念就是，不管是西洋醫學或中醫漢方，「只要能治好患者，什麼方法都行！」

西醫無法治好每一種疾病

採用替代醫療的醫師有些屬於「反抗癌劑派」，相對地使用抗癌劑化療的醫師，也有不少人對替代醫療深表反感。事實上，患者常跟我說，當他跟主治醫師表示「也採用維生素C注射」時，常被醫師要求停止這類治療。所以，我才會告訴患者：「最好不要跟主治醫師說」。其實若真的為患者著想，應該是跟主治醫師共享資訊，以調整抗癌劑的劑量……。

為何這些醫師如此反對維生素C注射呢？

若根據患者的說詞，似乎找不到明確的反對理由。我想應該是他們不了解維生素C注射療法，只因為「替代醫療＝不瞭解」，而「不瞭解的事情就是不對」，連查都沒查就斷然拒絕。

西醫常說：「替代醫療缺乏根據也不科學。」

這是因為很多替代醫療必須組合好幾種治療，很難把效果數字化。就像中醫漢方必須混和多種中藥材，才能呈現最佳的療效。所以，「列舉每一種中藥材的作用」這類的要求，非但無理也不可能。所以，看不到明確的數字，就認定它「不科學」。

我想再次強調，我也學西洋醫學，現在的診所也會採用西洋醫學進行治療。

只不過在當了25年的醫生後，我深刻體會到——

「西洋醫學無法治好每一種疾病呢！」

下頁的圖表是一八九〇年代與一九九〇年代，英國乳癌患者的存活率。由圖表可知，即便過了1世紀，存活率幾乎沒變。全世界的醫療看似在進步，但依然無法治好每種病。

西醫的治療基本上採對症療法。不管是癌症或糖尿病，雖能抑制症狀，卻無法讓它完全痊癒。即使是小小的感冒，醫師還是無法讓它消失滅跡；經過1個世紀又一百年了，這種情況依然沒變。

仔細想想，我在大學所學的西洋醫學，很可能只是這個世界必要性醫療的一小部分呢！在以西醫為壓倒性主流的今日，不是應該放眼於其他醫療，找出更多的可能性嗎？

乳癌患者的存活率

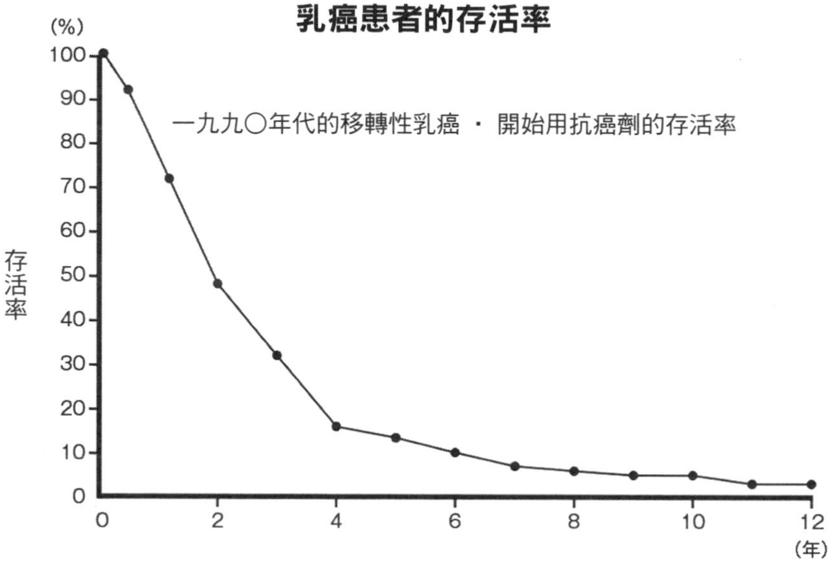

資料出處：『Journal of Clinical Oncolo g y』1996：14：2197-2235

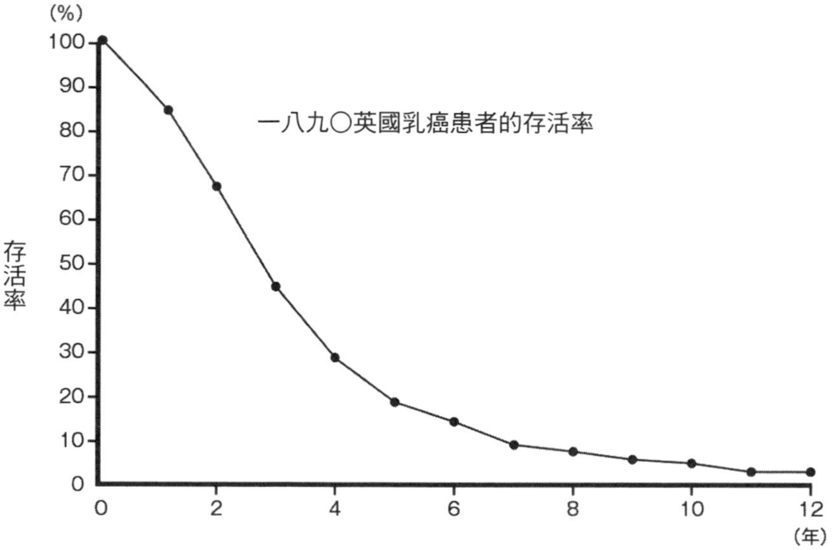

資料出處：『British Medical Journal』1962：8：213-221

意識到這點的我，更想積極推廣維生素C注射與斷糖飲食療法。於是近幾年，我在癌症先進補充醫療研究會發表這些理念，成立綜合醫療研究會，並主導整個研究會的運作。我殷切希望不單是癌症患者，每個醫師都能了解這種新的可能性。

光靠維生素C注射無法打敗癌症

截至目前為止，我不斷強調把維生素C注射當成「抗癌劑」的療效何其優異。不過，光用維生素C注射治好癌患的病例並不多，即使有明確的延命效果，患者最終仍死於癌症——因為沒有將人體營造成癌細胞容易吸收維生素C的環境。

「什麼？維生素C注射無法治好癌症？」你一定感到非常沮喪……。

別擔心！若同時加入「斷糖飲食療法」，癌症的治癒率會大幅提升。我在前面章節就提及，超高濃度維生素C注射療法，加入斷糖的飲食，能讓末期癌患完全痊癒。

反之，也有停止斷糖飲食，癌症惡化的例子。

你還記得一開始出現的A先生嗎？這個70歲的老先生雖然胃癌末期，接受維生素C注射與斷糖飲食，3個月後癌症幾乎痊癒。

當我得知他第3個月的檢查，腫瘤標記指數接近正常，影像檢查也看不到癌細胞時，我告訴

A先生：「你幾乎是痊癒了……。」這時A先生的氣色出奇的好，看起來渾身充滿著活力。

但是，2週後他來診所時，卻臉色黯沉渾身無力。

「A先生你吃了什麼？」

「很抱歉醫生，我吃了餃子……。」

就因為我跟他說幾乎痊癒，他就失去戒心了。他在持續3個月的斷糖飲食後，一想：「身體好多了，應該可以吃了吧？」就開始進食含糖食品。

只要開始吃就無法剎住，這正是糖分的可怕之處。之後A先生常吃含糖食品，身體也跟著越來越差。而體內的癌細胞彷彿作亂似地，腫瘤標記指數逐漸攀升。這時A先生的氣色又跟初次來我診所時一樣黯沉，全身失去活力。

維生素C注射加入斷糖飲食事半功倍

A先生後來怎麼了？很遺憾我並不清楚，可能是未遵守斷糖飲食的規定，自己覺得不好意思，再也沒來診所了。

A先生在求診期間，一直都有注射維生素C，但後來未繼續斷糖，逐漸消失的癌細胞瞬間增殖，僅僅2週，癌症惡化到難以想像。我實在很後悔當初不該隨口跟他說：「你幾乎痊癒了……」，

葡萄糖的化學結構與維生素 C 非常類似

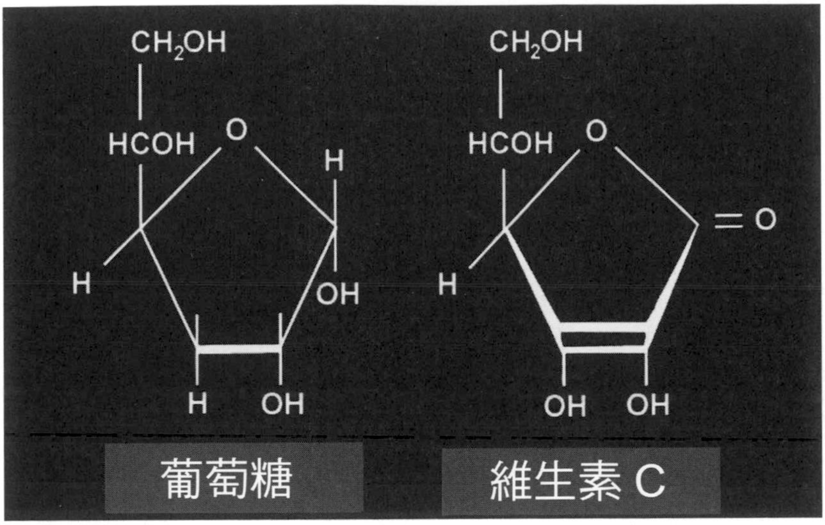

讓A先生失去戒心造成這樣的後果。

事實上，在治療期間，無意中會攝取糖分的患者還不少，但沒有例外，這些人的病情都會馬上惡化……。這就是「維生素C注射得加入斷糖飲食才會事半功倍」的證據。

為何斷糖能提升維生素C注射的的效果？這是因為癌細胞主要的能量來源來自葡萄糖。如同每個細胞都要以葡萄糖為能量一樣，但癌細胞具有可吸收數倍於正常細胞所需葡萄糖的特質。亦即，癌細胞非常喜歡葡萄糖，宛如連其他細胞所需之葡萄糖都會掠奪的怪物。

而PET（正子電腦斷層掃描）正是利用此特性檢驗癌症的好方法。亦即，將成分類似葡萄糖的FDG（氟化去氧葡萄糖）注射於體內，讓它遍及全身進行攝影。影像出現FDG聚集的位置，可能出現癌灶。

而超高濃度維生素C注射的機制也是如此。如前所述，將大量的維生素C注入血液後，癌細胞會想吸收這些維生素C，結果來自維生素C的過氧化氫就趁機攻擊這些癌細胞。我想，這應該是葡萄糖的化學結構與維生素C非常類似，癌細胞誤以為維生素C就是葡萄糖，一發現就想接近的緣故吧？

所以，你可以想像如果血液裡存在大量的葡萄糖，會有何後果？這時的癌細胞因吸收葡萄糖吃得飽飽的，應該不會想接近維生素C了吧！這樣的話，維生素C攻擊癌細胞的頻率降低，很難抑制癌細胞增殖呢！

所以，戒除糖分，嚴格執行「斷糖飲食」何其重要。人一斷糖，血液裡的葡萄糖量減少，癌細胞處於飢腸轆轆的狀態，維生素C注射才能發揮最好的效果。

說明到此，大家就會很清楚，何以治療癌症，除了維生素C注射，一定要加入斷糖飲食。我也會在下個章節，詳細說明這種斷糖飲食療法的作用。

第3章

想打敗癌症就得斷糖！

癌細胞會攝取「糖分」不斷增殖

接下來我想說明治療重要性，如同維生素C注射的「斷糖飲食療法」。所謂的「斷糖」顧名思義就是「戒除糖分」。這裡所說的糖就是，除了膳食纖維，還有來自碳水化合物的「糖分」。而盡可能從飲食戒除這種糖分的方法，就稱為「斷糖飲食療法」。

近幾年，很多年輕女性流行「戒除碳水化合物減肥法」，或「限制糖分攝取減肥法」等減肥方式。這些方法大致跟斷糖飲食的原理一樣，但這裡的斷糖飲食不是為了減肥，而是為了治療癌症，執行上更嚴謹。

為何不攝取碳水化合物，與「治療癌症」有關？以下就是它的運作機制。

眾所周知，癌細胞的主要營養來源是葡萄糖。若血液裡經常有大量的葡萄糖，癌細胞就會不斷攝取這些養分持續增殖。所以，想消滅癌細胞，必須盡量減少血液裡的葡萄糖。

葡萄糖為存在於水果或蜂蜜等食材的糖漿，乃一種最小單位的糖。而糖包括由單醣（葡萄糖、果糖、半乳糖）與雙醣（蔗糖、乳糖、麥芽糖等）構成的醣類，以及多醣（三醣類以上、寡糖、澱粉等）與寡醣（木寡糖、果寡糖等）等等。很多食品都會標榜「不含醣類」，但這是說它不含單醣與雙醣，並不表示「不含糖」。

糖的種類雖多，但被消化吸收時都可分解為單醣。像單醣裡的果糖和半乳糖，可於肝臟吸收

糖的關係圖

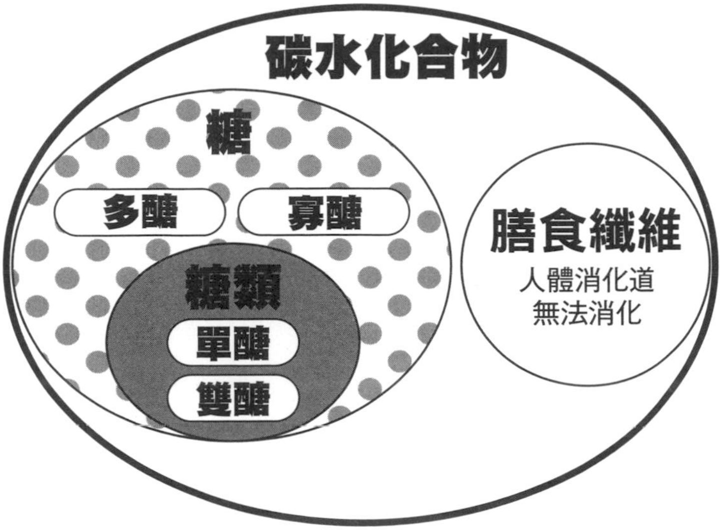

轉化為葡萄糖。而我們所吃的米飯、麵包、水果或甜食內的糖分，最終都會變成葡萄糖，也就是癌細胞的「大餐」。

所以，想打敗癌症就必須「斷糖」，戒斷所有的糖分。

認識斷糖飲食療法的先驅

二〇〇七年，我從友人宮本匡先生那裡，知道日本有個荒木裕醫師；我曾了解「癌細胞愛吃葡萄糖」的特性，就是因為荒木醫師。宮本先生原任職於廣告代理商，後來成為多種減肥法的健康達人。他給我看荒木醫師的著作『斷糖宣言！』（edit house）：「真的有如此驚人的治療方法耶！」

荒木醫師乃兵庫縣加谷川市崇高診所的院長。崇高診所自一九八〇年代就提倡斷糖療法，患者須住院2週接受院方的飲食指導，每日3餐均需斷糖。透過嚴謹的飲食管理，達到斷糖的目的，改善生活習慣病等疾病。

宮本先生給我看的這本書，由荒木醫師自費出版，裡面介紹斷糖的各種優點，十分有趣。於是，我在隔週前往兵庫縣，住院2週，體驗斷糖飲食。

我聆聽荒木醫師的解說，親身體驗斷糖生活後，才了解斷糖飲食可延緩癌細胞的擴散，並於2週內改善糖尿病、高血壓、痛風等慢性病。而且，即使吃了很多斷糖食品，人也不會想睡覺或感到倦怠。這時我深深有感：「『斷糖飲食』實在太棒了！」於是開始實踐這樣的理念。

「糖會提供人體能量」是錯誤觀念

從荒木醫師的診所，能看到斷糖療法治療糖尿病、自律神經失調、統合失調、憂鬱症等疾病的驚人成效。但在癌症部分，當時能夠治癒的病例很少，故荒木醫師認為：「斷糖可以延緩癌細胞的擴散」。

而我透過超高濃度維生素C注射與斷糖飲食的組合，成功打敗癌症。現在我仍仰賴荒木醫師的協助治療癌症。他的診所有醫療保險，但不能做需自費的維生素C注射，但我的診所沒有住院設施。所以，患者可住進他的診所，進行斷糖飲食，再來我這裡接受維生素C注射。

我一再強調，癌細胞愛吃葡萄糖。當血液裡缺少葡萄糖，再注射化學結構類似葡萄糖的維生素C，癌細胞就會積極獵食誤認是葡萄糖的維生素C。這時維生素C產生的過氧化氫，會攻擊癌細胞。所以，我的治療理論是，盡量減少血液裡的葡萄糖，讓癌細胞處於飢腸轆轆狀態，它才會獵食維生素C，受到更多的攻擊。

但一般醫院卻莫名其妙幫末期癌患注射葡萄糖，理由是「葡萄糖是人體需要的能量」。這樣的迷思讓癌細胞有更多食物可以吃，又一邊施打更多的抗癌劑……。

一般醫院除非是限制糖分攝取的糖尿病患，否則不會要求患者完全斷糖。不僅是醫療從業人員，學校的教科書也會教育我們——糖是人體所需的養分。但這些其實都是錯誤觀念。

碳水化合物非「必要」營養素

學校都會教我們「要均衡攝取三大營養素」；所謂的三大營養素就是，碳水化合物、蛋白質與脂肪。特別是被視為主食的碳水化合物，更鼓勵民眾多多攝取。

眾所周知，蛋白質乃製造皮膚、肌肉、骨骼或毛髮等大部分人體的材料。而脂肪則是形成細胞膜或荷爾蒙等的素材。除了這三大營養素外，維生素或礦物質更可促進新陳代謝，增強人體免疫力，維持生命的運作。

那碳水化合物可以做什麼？說穿了只能提供能量。無論是血管、大腦、骨骼、遺傳因子、免疫力、荷爾蒙都跟碳水化合物毫無關係。若用車子比喻，碳水化合物就像汽油。車子沒有汽油就不會動，但人體若沒有碳水化合物會怎樣？

其實蛋白質一經肝臟分解，會形成葡萄糖和脂肪。這種脂肪被視為熱量更高的能量，囤積於體內。換句話說，蛋白質和脂肪可以製造能量，即使不攝取糖分身體依然能活動自如。

再者，因為大腦的能量來源只有葡萄糖，故我常常聽到「碳水化合物提供大腦所需的養分」這樣的說法。但只要攝取充分的蛋白質，其實也能提供大腦所需的葡萄糖。

蛋白質與脂肪於人體分解後，各自產生「必需胺基酸」與「必需脂肪酸」。這些物質是人體「必需」，卻無法於體內自行合成。所以，蛋白質與脂肪屬於一定得從食物攝取的營養素。

但是，現在並沒有「必需碳水化合物」或「必需葡萄糖」的說法。我想這意味著，碳水化合物並非人體真正「必需」。儘管如此，現在還是把它跟蛋白質與脂肪並稱為「三大營養素」，鼓勵民眾大量攝取，真的很不可思議……。

說到底務必攝取碳水化合物這件事毫無根據；反倒是，現代人碳水化合物攝取過量才是問題。

主要穀類．主食類的含糖量

（可食部分每 100 g 含量）

食品名稱	糖質量(g)
精白米	76.6
白米	74.0
糙米	70.8
胚芽精米	74.0
糯米	49.5
麵粉（低筋）	73.4
吐司	44.4
法國麵包	54.8
黑麥麵包	47.1
牛角麵包	42.1
烏龍麵（生）	55.6
烏龍麵（熟）	20.8
麵線．冷麵（乾）	70.2
麵線．冷麵（熟）	24.9
麵條（生）	53.6
麵條（熟）	27.9
泡麵（油炸）	59.0
泡麵（非油炸）	64.8
通心粉•義大利麵（乾）	69.5
通心粉•義大利麵（熟）	26.9
披薩	48.8
蕎麥麵（生）	51.8
蕎麥麵（熟）	24.0
玉米	61.6
玉米片	81.2

現代人碳水化合物攝取過量

由糖分產生的能量，可以快速分解與消耗。因此，運動員或體力勞動者為快速補充能量，都會攝取碳水化合物，如飯糰或甜食效果最好。亦即，若本身屬於劇烈活動者，攝取碳水化合物有其必要性。

但若是一般人，即使攝取很多糖分也無法充分轉為能量消耗掉。於是，多餘的葡萄糖會變成皮下脂肪、內臟脂肪或肌肉下脂肪囤積於體內。我想這正是現代人肥胖，或罹患脂質代謝異常、高血壓等生活習慣病的重要因素。

看到這裡，不免有人質疑：「以前的人也吃很多飯，為何現在才出現這些生活習慣病？」這是因為現代人的生活型態跟數十年前大不相同。現代人不需要因農作等勞動大量流汗，出門有車代勞，不用走很遠的路。一整年都待在冷氣房裡工作，幾乎不用因調節體溫而消耗能量。亦即，現代人所消耗的能量比以前少很多。

但儘管生活變舒適方便了，現代人還是跟以前一樣。不，甚至比以前攝取更多的碳水化合物（米飯、麵包、麵食類等）。如此一來，肥胖率上升自然見怪不怪了。

也有人認為，生活習慣病增加的因素在於，脂肪攝取量增多。當然，這也是原因之一，平常應注意脂肪攝取量。不過，我認為過度攝取糖分也是留意的重點。

即使努力運動因為糖分也瘦不下來

很多人為了減肥都會運動；但是，就算是運動，一開始被消耗的是葡萄糖而非體脂肪。可於人體生成的能量分為「糖解作用」與「粒線體作用」二大系統。糖解作用即以糖分為原料，無須氧氣可及時製造能量的系統。像激烈運動或體力勞動等，瞬間爆發的無氧運動，都使用糖解作用。

相對地，粒線體作用主要以蛋白質或脂肪為原料，需要氧氣與時間才能製造出能量。像快走或游泳等有氧運動，都能消耗由粒線體作用所製造的能量。

所以，想消耗體脂肪的話，必須做有氧而非無氧運動。我想很多人都了解這個道理，因此透過有氧運動減肥或保持健康。

但要注意，要消耗由粒線體作用製造的能量，運動時間得超過20分鐘。而且，運動時還要配合符合年紀的適當脈搏數。換句話說，很難透過運動減少體脂肪，很多人很可能只有消耗掉葡萄糖……。

而你吃越多的碳水化合物，就會製造越多的葡萄糖。不管是有氧或無氧運動，一開始運動都會消耗葡萄糖，但沒有消化掉的葡萄糖就會變成體脂肪。沒有完全消耗葡萄糖，就不會繼續消耗體脂肪；所以，嚴格控制碳水化合物，也就是葡萄糖的攝取量，不正是減肥的捷徑嗎？

如果你會激烈運動或從事體力勞動，可增加必要的糖分；但若不是這樣的人，最好仔細想想應該從那些食物攝取必要的能量。

攝取糖分後覺得無精打采

攝取糖分還有一個缺點，會讓大腦的功能變得遲鈍。

吃飽了就想睡覺——你也有這樣的經驗吧！這時大家都認為是「血液集中到消化器官，無法流到大腦」的緣故。如果大腦這麼重要的器官缺血了，那可是非常嚴重的問題。

其實真正的原因是，腦內的多巴胺功能變差了。多巴胺是指掌控運動機能、調節荷爾蒙或提振精神或快感的腦內神經傳導物質。據說人一攝取碳水化合物，多巴胺的功能就會降低。

當多巴胺的功能降低，人的情緒跟著低落，身體感到倦怠。所以，剛吃飽會覺得腦袋昏沉提不起勁。所以，學校的營養午餐提供大量的碳水化合物給學生，下午又要學生「打起精神上課」——實在毫無道理。上班族也一樣，中午若吃了烏龍麵、拉麵或丼飯，下午上班自然無精打采。

而多巴胺的功能降低也是造成憂鬱症的原因之一。再者，自閉症，或者是與其相關的統合失調或亞斯伯格症等等，也被證實容易受到多巴胺功能障礙的影響。

所以，只要採行斷糖飲食，吃飽後就不會頭昏腦脹。而斷糖對於精神疾病或腦功能性障礙的治療，也呈現良好的效果。有關這點後面章節會有詳細的說明。

再者，碳水化合物會讓交感神經處於優勢，引發緊張狀態。所以，容易感到憂鬱、崩潰的人或容易爆衝的孩子等等，一戒斷碳水化合物，情緒就會冷靜下來。以前英國曾有報告指出，監獄裡的囚犯戒斷碳水化合物後，暴力事件銳減。

討厭吃飯的孩童時代

我自己從二〇〇八年開始過著無糖生活，感覺手腳靈活，腦袋也很清晰；故現在家裡連電鍋都沒有……。

我一吃到糖分，不僅頭腦昏沉身體倦怠，喉嚨還會有浮腫阻塞感。就像蕎麥過敏一樣，應該是對碳水化合物有所反應，導致喉嚨黏膜浮腫。

我本身似乎有點亞斯伯格症（很多醫師都有此傾向），很容易受糖分影響。從孩童時代，一吃飯喉嚨就好像被塞住，想睡覺又很不舒服。我一這麼反應，父母就會斥責：「別說這麼奇怪的話！」強迫我要把飯吃完……。

因家裡做生意很忙，我從幼稚園起，只要肚子餓就會隨便煮東西吃。因為討厭吃飯或甜食，主要都以肉類為主食。有時母親會做丼飯或壽司，我卻在旁邊吃烤肉——果真是有點怪異的小孩。

自己還小時，愛吃不愛吃的東西很多，等長大了，似乎什麼都吃。即使當上醫生了，在不了解糖分弊害的時候，也常跟大家一樣吃米飯和麵包。

不過，早上一吃糙米飯，就覺得腦袋昏沉想睡覺。「難道是吃太少了？」我如此懷疑，遂加大份量，身體反而越倦怠。「怎會如此提不起勁哪？」就是我年輕時的煩惱。

現在想想，我的體質從以前就很容易對糖分出現反應。如果不了解糖分的弊害，持續吃飯的話，說不定我會罹患更嚴重的精神疾病。但自從斷糖後，我每天從早到晚都能精神奕奕地工作。而且，還能在短短3個月內，輕輕鬆鬆瘦了17公斤。有關這個減重的體驗，我會在後面章節公開，敬請期待。

我的斷糖食譜

看到這裡的讀者應該都很想了解，具體的斷糖飲食究竟是什麼吧？！以下就是我某天三餐的飲食內容。

●早餐

嫩煎豬里肌（3片）

炒菠菜（只取葉子的部分）

煎蛋（2顆）

●午餐

香雞涮涮鍋

雞肉（300公克）

茼蒿（只取葉子、50公克、只取葉子的部分）

豆芽菜（100公克）

豆腐（120公克）

●晚餐

鮮魚冷盤

起司拼盤

羔羊排

因為早上很忙，我只用一個平底鍋就能搞定。先用橄欖油煎3片豬里肌和2顆蛋，再炒已經去莖的菠菜葉。你可以加點岩鹽調味，但我喜歡原味什麼都不加。

午餐則在診所隔壁的員工休息室調理。使用300公克雞肉的涮涮鍋，加了茼蒿葉、豆芽菜和豆腐，只用點橘醋調味。有時也用豬肉或羊肉取代雞肉。這裡的橘醋以含糖量極低的柚子汁（「柚精」）、醬油和3年熟成的黑醋調製。剩下的肉湯因可滋養強身，我會撒點胡椒鹽喝掉。

至於晚餐，因經常工作到很晚，我大致都去喜歡的餐館解決。而且，餐館老闆都知道我斷糖，會提供我不含糖的餐飲。主菜有時會煎羊排，酒類則以蒸餾酒或年份稍久的紅酒為主。

斷糖飲食就是「以肉類為主食」

看到我常吃的食物，很多人都會驚訝怎麼跟平常人吃的如此不同。首先是不同於「低糖」食譜，根莖類一律不吃，飯或麵包等「主食」也一點都不吃。而且，最大的特徵是，食用大量的肉類。

顧名思義，斷糖飲食療法原則上就是要徹底戒斷糖分。使用白米或小麥製作的主食，等同於碳水化合物，基本上一律不吃。

再者，因為戒斷糖分，為補充必要的熱量，則必須攝取豐富的蛋白質。

其中尤以幾乎不含糖分且含大量必需胺基酸的肉類，最適合當成斷糖食品。所以，斷糖療法基本上是以吃大量肉類當作「主食」。

像我午餐會吃雞肉300公克的涮涮鍋，可能有人覺得肉吃太多。但就因為吃這麼多，就算斷糖我也不會覺得餓。午餐若沒吃飽，下午就會想亂吃；與其下午吃甜食喝飲料，倒不如午餐多吃肉增加飽足感。

話雖如此，可不是每種肉都OK。例如，油花多的霜降牛肉吃多了，會攝取過量脂肪導致熱量過多。再者，肉類的脂肪含飽和脂肪酸，若攝取過量恐會造成心肌梗塞或腦梗塞。

順道一提，就算是瘦牛肉也含30%的脂肪量，我比較少吃。牛原是草食性動物，幾乎都以穀物為主食。跟人一樣，牛吃多了糖分，體內多餘的葡萄糖會變成脂肪，導致肌肉內層脂肪或皮下脂肪增加。吃這種宛如得到糖尿病的牛肉，一點都不健康！所以，比起牛肉，我比較常吃豬肉、雞肉或羊肉。

真的愛吃牛肉的人，我推薦澳洲或紐西蘭生產的「牧草飼育牛肉」。它的肉質雖然比較硬一些，但因吃草長大含糖量較少。

再者，魚類脂肪含有可清血的不飽和脂肪酸。特別是鯡魚，含有豐富的不飽和脂肪酸DHA或EPA，可多多攝取。像我午餐若吃膩肉類涮涮鍋，就會改吃鯖魚或鰤魚什錦火鍋。

雖然吃很多肉類，但盡量不攝取脂肪——就是我執行斷糖飲食的不變法則。

主要肉類的糖分・蛋白質・脂肪含量

（可食部分每 100g 含量）

食品名稱	含糖量(公克)	蛋白質(公克)	脂肪(公克)
牛肉（和牛）			
嫩肩肉 帶肥（生）	0.3	17.7	22.3
嫩肩肉 瘦肉（生）	0.3	20.2	12.2
嫩肩里肌肉 帶肥（生）	0.2	13.8	37.4
嫩肩里肌肉 瘦肉（生）	0.2	16.5	26.1
腰肉肋眼 帶肥（生）	0.2	12.7	44.0
腰肉肋眼 瘦肉（生）	0.3	16.8	27.5
牛腰肉（沙朗）帶肥（生）	0.3	11.7	47.5
牛腰肉（沙朗） 瘦肉（生）	0.4	17.1	25.8
腹肋肉 帶肥（生）	0.1	11.0	50.0
後腿肉 帶肥（生）	0.5	18.9	17.5
後腿肉 瘦肉（生）	0.6	20.7	10.7
里肌肉（菲力）瘦肉（生）	0.3	19.1	15.0
牛絞肉（生）	0.5	19.0	15.1
豬肉（大型種）			
嫩肩肉 帶肥（生）	0.2	18.5	14.6
嫩肩肉 瘦肉（生）	0.2	20.9	3.8
嫩肩里肌肉 帶肥（生）	0.1	17.1	19.2
嫩肩里肌肉 瘦肉（生）	0.1	19.7	7.8
里肌肉 帶肥（生）	0.2	19.3	19.2
里肌肉 瘦肉（生）	0.3	22.7	5.6
五花肉 帶肥（生）	0.1	14.2	34.6
後腿肉 帶肥（生）	0.2	20.5	10.2
後腿肉 瘦肉（生）	0.2	22.1	3.6
腰內肉 瘦肉（生）	0.2	22.8	1.9
豬絞肉（生）	0.0	18.6	15.1
雞肉（成雞）			
雞胸肉 去皮（生）	0.0	24.4	1.9
雞腿肉 去皮（生）	0.0	22.0	4.8
雞胸（生）	0.0	24.6	1.1
雞肉（雛雞）			
雞胸肉 去皮（生）	0.0	22.3	1.5
雞腿肉 去皮（生）	0.0	18.8	3.9
雞胸（生）	0.0	23.0	0.8
雞絞肉（生）	0.0	20.9	8.3
羊肉			
嫩肩肉 帶肥（生）	0.1	17.1	17.1
里肌肉 帶肥（生）	0.1	18.0	16.0
後腿肉 帶肥（生）	0.2	19.0	14.4

「限制糖分攝取很危險」是錯誤觀念

最近常看到醫師反對戒斷碳水化合物減肥或限糖的報導。這些「限糖反對派」主要的抨擊對象是「阿特金斯飲食」（俗稱阿金減肥法）。

所謂的「阿特金斯飲食」是美國的羅伯特・阿特金斯博士，所提出的減肥方法，自一九九〇年代起於美國蔚為風潮。這種減肥法簡單說就是，限制碳水化合物攝取，但不限制肉類的攝取量。但自從「阿特金斯飲食」實踐者的肥胖率偏高，罹患糖尿病、心肌梗塞、腦梗塞等風險增加的數據出現後，此減肥法的效果便遭質疑。阿特金斯博士本身也很胖，二〇〇三年突然死於心臟病，故現在國內外的醫療機構也對此減肥法提出警訊。

阿特金斯飲食的問題在於，允許實踐者無限制攝取肉類後，陸續出現動物性脂肪攝取過量的結果。故很多限糖反對派的論點幾乎是「動物性脂肪攝取過量」。

雖說我提出的斷糖療法跟「阿特金斯飲食」非常類似，但如前所述，我是以盡量不攝取動物性脂肪的「高蛋白・低脂肪」為原則。亦即，牛肉或豬肉選擇油花少的瘦肉，雞肉以雞胸肉為主，且盡可能多吃魚。

所以，有風險的是「阿特金斯飲食」而不是「限糖飲食」。我希望對此法提出質疑的醫師，要能分辨這一點，不要再一味表示所有的限糖飲食都很危險。

還有一個重點是，我所提出的斷糖療法，首要目的是為了治療癌症而不是減肥。的確，不攝取任何碳水化合物的飲食方式不合常理。但我認為為了治好癌症延續生命，即使只是一段時間斷糖，這種治療方法依然有嘗試的價值。

留意蔬菜和水果裡的糖分

想要斷糖，光把主食從五穀類變成魚肉類還不夠，很多食品暗藏糖分，一定得盡力排除，其中之一就是蔬菜。

「蔬菜應該不含糖分吧？」你可能這麼認為。事實上，所有的蔬菜多多少少都含糖分。就算含量不像五穀類那麼多，一吃下肚的確會增加血液裡的葡萄糖量。

除了大家熟知的芋頭和地瓜，南瓜、胡蘿蔔、洋蔥、牛蒡等也含大量糖分。亦即，根莖類的蔬菜含糖量似乎比較多……。

至於葉菜類，是含糖量很少，少數可安心食用的蔬菜。不過，葉菜類的莖部糖分含糖量較多，吃的時候只取前端的菜葉部分。像我常吃菠菜、油菜或茼蒿等蔬菜，但也只取葉子為食材上色。至於大白菜幾乎都是莖，只吃少許葉尖。青花椰菜的話，只吃綠色的花，莖部全部切掉。

我常跟患者開玩笑說：「葉菜類的莖部只要拿來欣賞就好！」或許大家會覺得很浪費，但為

主要的蔬菜與水果含糖

（可食部分每 100g 含量）

食品名稱	含糖量(g)	食品名稱	含糖量(g)
芋頭（生）	16.3	青椒（生）	2.8
地瓜（生）	29.2	番茄（生）	3.7
西洋南瓜（生）	17.1	小黃瓜（生）	1.9
胡蘿蔔（去皮 生）	6.5	茄子（生）	2.9
洋蔥（生）	7.2	青蔥（蔥白 生）	5.0
牛蒡（生）	9.7	毛豆（生）	3.8
白蘿蔔（根 去皮 生）	2.8	荷蘭豆（嫩豆莢 生）	4.5
菠菜（葉子 生）	0.3	青豆（生）	7.6
油菜（葉子 生）	0.5	蠶豆（未熟豆 生）	12.9
茼蒿（葉子 生）	0.7	甜玉米（未熟種子 生）	13.8
韮菜（葉子 生）	1.3	蘋果（生）	13.1
大白菜（結球葉 生）	1.9	溫州橘（套袋 生）	11.0
高麗菜（結球葉 生）	3.4	日本水梨（生）	10.4
萵苣（結球葉 生）	1.7	甜柿（生）	14.3
青江菜（葉子 生）	0.8	桃子（生）	8.9
芹菜（莖葉 生）	0.0	酪梨（生）	0.9
綠豆芽（生）	1.3	柚子（果汁 生）	6.6
花椰菜（花序 生）	0.8	檸檬（果汁 生）	8.6

治好癌症，這也是不得不的措施。

至於水果更是不能吃。除了糖分多的必然考量外，會讓身體變寒也是問題。其實水果原本就是用來觀賞，不是給人吃的。舊約聖經裡面有夏娃偷嚐禁果——蘋果，和亞當一起被放逐伊甸園的故事——這意味著水果真的不是食物呢！

癌症患者的糖分攝取量「1天最多5公克」

當幾乎所有的蔬菜和水果都因斷糖淪為NG食材後，很多人都會束手無策地表示：「那能吃什麼呢？」在此我要教大家了解糖分的攝取上限，不會過量攝取的調整方法。

我都會告訴癌症患者，糖分攝取量必須限制在「1天5公克」。當然可以達到0公克的結果最好，但要排除一切含糖食材是不可能的事。所以，我將攝取量限制在5公克，希望患者的攝取量低於這個標準。

那5公克的糖分究竟是多少分量？根據日本文部科學省調查與公告之「日本食品標準成分表」，就能清楚計算。

所謂的糖分即碳水化合物中扣除膳食纖維的成分。食品標準成分表會註明每100公克食品之碳水化合物含量（公克）與膳食纖維含量（公克）。將前面的數值扣除後面的數值，就是食品的含糖量。本章節各圖表的含糖量，全部都用這個公式計算。

範例如下：

●西洋南瓜
碳水化合物20.6公克－膳食纖維3.5公克＝17.1公克

這裡的17.1公克就是每100公克西洋南瓜裡面的含糖量。雖說西洋南瓜的膳食纖維不少，但碳水化合物含量也多，故屬於「含糖量高的食品」。

●白蘿蔔

碳水化合物4.1公克－膳食纖維1.3公克＝2.8公克

白蘿蔔的碳水化合物含量較少，但因膳食纖維也少，故無法忽略裡面的含糖量。

●酪梨

碳水化合物6.2公克－膳食纖維5.3公克＝0.9公克

酪梨的碳水化合物含量雖比白蘿蔔多，但膳食纖維含量也多，故含糖量只有白蘿蔔的三分之一。由此可知，膳食纖維含量多的食品，即使碳水化合物含量多，其含糖量卻會下降。

前面說的是每100公克食品的含糖量，但實際攝取時必須評估「1餐的攝取量需要幾公克？」例如，100公克的柚子或檸檬含糖量多達6.6公克以上，但若只用來提味加個數滴，就沒有這種限制。

為將糖分攝取量限制在1天5公克，必須選擇含糖量少的食品，計算攝取的分量，這才是執行的重點。從這點看來，像酪梨這類因富含膳食纖維，可被吸收之糖分變少的食材，就是最好的

值得推薦的蔬菜之碳水化合物、膳食纖維和含糖量

（可食部分每 100g 含量）

食品名稱	碳水化合物(g)	膳食纖維(g)	含糖量(g)
秋葵（生）	6.6	5.0	1.6
菠菜（葉子 生）	3.1	2.8	0.3
油菜（葉子 生）	2.4	1.9	0.5
茼蒿（葉子 生）	3.9	3.2	0.7
青江菜（葉子 生）	2.0	1.2	0.8
芹菜（莖葉 生）	2.5	2.5	0.0
綠豆芽（生）	2.3	1.5	0.8
花椰菜（花序 生）	5.2	4.4	0.8
酪梨（生）	6.2	5.3	0.9
冬瓜（熟）	3.7	1.5	2.2
舞菇（熟）	3.6	3.6	0.0
蘑菇（熟）	3.7	3.3	0.4
乾海帶芽（泡水）	5.9	5.8	0.1

選項。其他像秋葵、豆芽菜、花椰菜、冬瓜、葉菜類，以及海藻類等都是最佳食材。再者，菇類和豆類膳食纖維含量雖多，但碳水化合物含量也多要特別注意。此頁的圖表清楚標示那些蔬菜含糖量較少，可多多參考。

再者，若攝取充足的魚肉類，就不用吃大量的蔬菜；其理由容後分曉。

人類原本就是肉食動物

「只要吃足量的魚肉類，就不必吃大量的蔬菜」。聽我這麼說，幾乎每個人都無法馬上相信這種說法；因為很多人的腦海裡都烙印著——「吃肉對身體不好……」「多吃蔬菜才不會生病……」等觀念。可是，我若說人類原本就是肉食動物，你相信嗎？

有關人類的起源一說是，來自距今2～4百萬年前，誕生於非洲大陸的南方古猿。而從猿人進化為原人時，人類的祖先於世界各地開枝散葉。一開始出現的是舊人類，到了20萬年前左右，誕生與現代人同種類的新人類。

後來人類進入農耕生活以前，都透過狩獵獲得食物。雖說這時人類也會摘食野果或野草，但這些植物性的食物不是常有，故幾乎以動物性食物為主。

日本就有可證明此推論的遺跡。從被認定為繩文時代的大森貝塚遺跡，只發現動物骨骼或貝類遺骸，幾乎看不出有食用植物性食物的痕跡。亦即，人類的祖先是「肉食性動物」。

據說日本人大約是3千5百～6千5百年前開始吃米飯。而在這之前的數百萬年，人類幾乎都以肉食為生。所以，在如此漫長歲月都以動物性食物為主的人類軀體，本來就適合肉食。

最好的證據就是，人類的消化器官比起草食性動物，更接近肉食性動物。草食性動物的消化器官，比方像牛有4個胃，而且形狀很複雜。這是因為消化植物性食物較花時間，草食性動物才擁有易繁殖腸內菌，也較好消化食物的消化構造。

反之，肉食性動物的消化器官就很單純。例如，獅子的胃只有1個，腸子也是筆直的管狀。人的胃也只有1個，腸子也很長，怎麼看都像肉食性動物一樣單純。

所以，數百萬年來都以肉食為主的人類軀體，原本不就應該適合肉食嗎？可以證明這點的人，其實也存在於現在的世界。

只吃肉的愛斯基摩人卻很健康

一九七〇年代，歐洲研究人員針對居住於格陵蘭的原住民——愛斯基摩人的生活進行調查。這裡常年冰天雪地，愛斯基摩人無法食用穀類或蔬果，只能吃海豹或白熊肉。

但研究發現，愛斯基摩人幾乎沒有蛀牙，也沒有罹患糖尿病、心肌梗塞或癌症。為何完全沒吃蔬菜的愛斯基摩人，極少出現這些生活習慣病？當時的研究人員滿是疑惑：「難道是愛斯基摩人體質特殊，可於體內自行合成維生素C？」當時連這種妙論也有，但原因當然不是這樣。

愛斯基摩人只吃肉類卻不會得生活習慣病，原因之一是，海豹肉所含的ＥＰＡ可避免動脈硬化。另一原因是，沒有攝取到穀類等食物內含的糖分。

不過，愛斯基摩人傳統的生活型態，後來傾向於近代的文明生活，也會吃麵包或餅乾等食物。

魚肉類內含的維生素・礦物質

	其他功效	含量豐富的肉‧魚貝類
維生素 A	去除活性氧、促進皮膚、黏膜新陳代謝。	各種肝臟、鰻魚或銀鱈
維生素 B_1	與神經功能有關	豬肉、鰻魚
維生素 B_6	產生能量、合成荷爾蒙。	鮭魚、沙丁魚、鮪魚、鯖魚、雞肉
維生素 B_{12}	可製造紅血球、白血球和核酸。	牛肝、沙丁魚、牡蠣、蛤蜊
維生素 C	抗氧化作用。肉‧魚貝類含量不足，水果含糖分過高。	
維生素 E	小麥胚芽油、葵花油均含這種維生素，可防老化並抗氧化。	鰻魚、竹筴魚、柳葉魚、鲯魚、秋刀魚
鈣質	骨骼或牙齒的土要成分。可穩定情緒。	魚貝類、鮮奶
鋅	缺鋅有罹患糖尿病或皮膚病的風險	魚貝類（尤其是牡蠣、鮑魚和鰹魚）、鮮奶
鐵質	可構成血紅素，生成酵素。	肝臟、貝類

於是，蛀牙、糖尿病、心肌梗塞或癌症等疾病增加；亦即，以前幾乎沒有的疾病，因開始攝取糖分後急速增加。這不正剛好清楚說明，以肉食為主的生活確實可以展現斷糖的效果。

再者，也有調查顯示，蒙古遊牧民族、尼泊爾的高地民族或蝦夷族（北海道少數民族）中，有人幾乎都以肉食為主，卻難得生病。由此可知，人類即便只吃肉也能活得相當健康。

其實肉類裡的維生素或礦物質含量，比我們想像的豐富。如豬肉含有維生素B_1，雞肉含有維生素B_6。連魚類都含豐富的維生素A、B群、D、E、鈣質，或鋅等礦物質。所以，即使只吃肉和魚也能攝取充足的維生素或礦物質。正因如此，我才會如之前強調

——無須攝取大量的蔬菜。

不過，唯獨維生素C，無法從肉和魚類中攝取。我建議採用斷糖飲食者，可以補充維生素C這類的健康食品，但因水果含糖量偏高，不建議食用。

斷糖能降低膽固醇帶來的風險

看到這裡，可能有人會擔心以肉類為主食，那膽固醇怎麼辦？確實，跟穀類或蔬菜比起來，肉類裡的膽固醇較多。

但人體的膽固醇取自食物的只有三成，剩下七成要靠肝臟製造。所以，從食物裡攝取的多，肝臟製造的膽固醇就會變少。所以，不用過於在意從食物攝取的膽固醇含量。

可是，一旦攝取糖分，膽固醇的風險就會增加。因為從糖分製造的葡萄糖，會變成血液裡細菌的食物。當血液裡的葡萄糖增加，細菌也跟著快速增殖。如此一來，血管內壁會被細菌侵蝕，導致膽固醇滯留淤積，進而引起動脈硬化。

一旦出現動脈硬化，就可能引發心肌梗塞或腦梗塞。以日本為例，以心肌梗塞為首的心臟疾病，已躍居死亡原因第二位；而以腦梗塞為首的腦血管障礙，則位居第四。據說引起如此可怕之動脈硬化的原凶就是膽固醇！

不過，追根究柢引發這些疾病的最初原因還是血管受損，接下來才是攝取糖分。血管內壁原本光滑柔軟，即使攝取某一程度的膽固醇，也不至於淤積血管。換句話說，只要斷糖，因膽固醇引起動脈硬化的風險就會降低。當然，膽固醇如同脂肪也不能攝取過量，但「過度提防」也是問題。

膽固醇原本就是製造包覆細胞之細胞膜或荷爾蒙的材料，為人體必要的物質。尤其是俗稱「好膽固醇」的ＨＤＬ，具有清除沉積於血管之「壞膽固醇」——ＬＤＬ的效果，一旦攝取不足會增加動脈硬化的風險。因此，絕不是一提到膽固醇，就通通退避三舍呢！

其實「膽固醇＝危害健康」這種觀念會深植人心，起因於某個實驗。一九一三年，有個名為亞尼斯科夫的俄國醫學家，將兔子餵食含有膽固醇食物，導致膽固醇沉積動脈引起動脈硬化。這個實驗的結果讓「膽固醇＝很危險」的觀念散播開來。

可是，因為兔子屬於草食性動物，吃下肚的膽固醇會百分之百被腸道吸收；如果是肉食性動物，腸道會主動調整膽固醇的吸收量。人類也是一樣，即使攝取大量膽固醇，也不會像兔子全部吸收，這就是人類原本就是肉食性動物的證據。

所以，原本就肉食的人類，其實沒有必要擔心膽固醇攝取過量。除非本身是脂質代謝異常患者，否則一般健康的人，吃肉的優點還是比較多。

「1天要吃30種食物」其實毫無道理

想斷糖，除了穀類，連很多蔬果都不能吃，可能有人會很擔心能吃的食物太少了。以前有人提倡：「1天要吃30種食物」，若按照這個口號，斷糖食物的種類確實不太足夠。

會鼓勵人們「1天要吃30種食物」，緣自「最好攝取不同食物，以獲取各種營養素」的觀念。專家認為包含未知的營養素在內，盡可能攝取各種不同成分，才能維護健康。

其實，這樣做的同時，也可能吸收到未知的有害成分。在究竟是必要或不必要？還不是很清楚就「急著吃各種食物感覺對身體比較好」的念頭下，上述的口號豈不是缺乏根據又有風險嗎？！

在我小的時候，若說會端上餐桌的菜餚，除了魚還是魚。那時的北海道反覆出現於餐桌的是乾燒喜知次魚或鰈魚。在一九六〇至七〇年代的一般日本家庭，我想大概都是這樣，只是魚種不同罷了。不，若從更早期的明治時代來看，日本的餐桌應該很少會出現超過10種的食物。

但數十年後，在「每天盡量攝取多種食物」這個口號的推波助瀾下，結果如何？結果這是個肥胖率上升、生活習慣病增加，每2人就有1人死於癌症的時代。

在只能選擇少數食品的時代，人們的糖分或熱量不會像現在攝取這麼多。既然如此，為何還要鼓勵大家：「增加食物的數量」，而且，我更不懂「30種」這個數字有何根據。

如果身體健康，或許吃多種食物不會有壞處；但若是為了治療或預防癌症，一定要嚴格選擇食物。

要小心！調味料裡也有糖分

平常若不特別留意飲食的內容，很容易攝取到糖分，尤其調味料更是一大陷阱。或許你以為：「只不過是調味料」，但有病例顯示，只因微量的糖分就影響了健康。所以，你應該知道那些調味料很危險。

鹽巴本身無糖，沒有問題；砂糖有糖分，基本上不能吃。而每100公克味醂含糖量多達43.2公克，要避免使用。

每100公克的濃味醬油含糖量為10.1公克，味噌為17（米味噌的紅色濃味噌），米醋為7.4公克。這些用大豆或米製造的調味料含糖量偏高，因需經發酵才能分解，所以，盡量選擇發酵期長的產品。如果是味噌，濃味噌的含糖量會低於甜味噌。

至於辣醬油（含糖量為26.3公克）、番茄醬（含糖量為25.6公克）這類加工調味料會使用大量砂糖製作，最好不要食用。其他像烤肉醬、沾麵醬、橘醋等調味料也是一樣。美乃滋（蛋黃）含糖量才1.7公克，可酌量使用。原料若註明「糖」或「焦糖」表示含糖，要特別注意。

市面上標示「〇〇醬」「〇〇素」的加工調味料大都含食品添加物，吃多了對身體不好，若不嫌麻煩盡量自己做比較放心，或上網搜索不含糖的加工調味料。

而胡椒類的辛香料，因用量很少不用擔心。像我吃烤豬肉或雞肉片只會灑點岩鹽和胡椒粉，或直接食用；因肉類就含鈉，直接吃也很美味。

除了癌症患者，一般人也盡量不要將魚肉類用砂糖或味醂調味後再加熱。這是因為蛋白質和糖分一起加熱，蛋白質會糖化產生大量的糖化物質ＡＧＥＳ（Advanced Glycation Endroucts；最終糖化產物）。所謂的ＡＧＥＳ即最近成為話題的老化物質，會讓身體的組織劣化。專家也證實，這種組織劣化是引發各種疾病的要因。再者，若以魚肉類的醬燒料理來說，有壽喜燒、照燒、紅燒、糖醋等烹調方式，每一種都是大家愛吃的料理，但切記，這些料理也會讓人加速老化。

總之，只要斷糖就不會產生ＡＧＥＳ，故斷糖也有防止老化的效果。

主要調味料的含糖量

（每 100 g 含量）

食品名稱	含糖量（g）
辣醬油（伍斯特醬）	26.3
中濃醬（淡味豬排醬）	29.8
濃味醬油	10.1
淡味醬油	7.8
米醋	7.4
本味醂	43.2
味醂風調味料	54.9
味噌（米味噌 甜味噌）	32.3
味噌（米味噌 紅色濃味噌）	17.0
番茄醬	25.6
美乃滋（全蛋）	4.5
美乃滋（蛋黃）	1.7
法式沙拉醬	5.9
高湯塊	41.8
咖哩塊	41.0

要喝酒還是喝茶？

「斷糖期間能喝酒嗎？」我常聽患者這麼問。

從結果來看，含糖量多的酒不行，但糖分少的酒沒關係。

我喜歡喝酒也經常喝，最常喝的是琴酒或威士忌這類蒸餾酒。這些酒於蒸餾過程糖分幾乎都會消失。所以，每100公克的威士忌和白蘭地糖分都是0.0，而琴酒與蘭姆酒也只有0.1，可安心飲用。

反之，釀造酒的發酵期間較短，會殘留較多糖分；其中最多的是用米釀造的日本酒。如本釀造酒有4.5公克，純米酒有3.6公克。只要喝下一合（約180公克）就會超過「1天5公克」糖分攝取量。

而以葡萄為原料的葡萄酒，白葡萄酒為2.0，紅葡萄酒為1.5。熟成時間越長，糖分含量越少。像我吃法國或義大利料理時，會盡可能搭配製造年份久的佳釀葡萄酒。

至於啤酒，因以大麥麥芽為主要原料，發酵期間短，故淡色為3.1公克，黑啤酒為3.4公克。1罐350毫升（約350公克）的淡色啤酒，會攝取10.85公克的糖分。如果是用米和玉米澱粉釀造的啤酒，含糖量較高，故建議選擇只用麥芽和啤酒花釀造的產品。

茶葉的話，若是浸出液幾乎不含糖。比起烏龍茶或紅茶這類需要發酵的茶葉，日本茶的含糖量多一些。以每100公克浸出液的含糖量來看，日本茶為0.2公克，烏龍茶和紅茶只有0.1公克。

不過，茶葉磨碎後直接飲用，糖分會增加，最好不要選擇抹茶類。

同樣地，咖啡豆磨碎後再萃取的咖啡，或從大麥萃取的麥茶，含糖量都比較多。

酒與茶的糖分一覽表

（每 100 g 含量）

食品名稱	含糖量（g）	食品名稱	含糖量（g）
清酒（上撰）	4.9	琴酒（杜松子酒）	0.1
清酒（純米酒）	3.6	蘭姆酒	0.1
清酒（本釀造酒）	4.5	燒酎（蒸餾酒）	0.0
清酒（吟釀酒）	3.6	梅酒	20.7
清酒（純米吟釀酒）	4.1	玉露茶（浸出液）	微量
啤酒（淡色）	3.1	煎茶（浸出液）	0.2
啤酒（黑色）	3.4	番茶（浸出液）	0.1
啤酒（黑生啤）	4.6	烘焙茶（浸出液）	0.1
葡萄酒（白）	2.0	玄米茶（浸出液）	0.0
葡萄酒（紅）	1.5	烏龍茶（浸出液）	0.1
葡萄酒（玫瑰紅）	4.0	紅茶（浸出液）	0.1
紹興酒	5.1	咖啡（浸出液）	0.7
威士忌	0.0	可可	18.5
白蘭地	0.0	麥茶	0.3
伏特加（俄國）白酒	0.0		

為何不是「減糖」而是「斷糖」？

看到這裡，不知大家對於斷糖飲食療法有何感想？

「怎麼可能完全斷糖啊！」

「吃少一點沒關係吧？」——大家可能會這麼想吧！

事實上，要靠糖分為零的食品生活不可能，我也容許自己1天可攝取5公克的糖。

可是，我要明白強調——

「如果是為了治好癌症，就要完全斷糖喔！」

若是為了治療糖尿病或減肥，限制糖分有其療效；這時很多人都採「減糖」方式，減少糖分攝取量。

可是，「減糖」無法治好癌症。若不徹底戒斷糖分進行「斷糖」，無法消滅孳生的癌細胞。

這是因為糖會讓人「上癮」。人一攝取碳水化合物，腦類的β腦內啡（嗎啡樣物質）會增加。跟麻醉劑一樣，β腦內啡一枯竭，大腦會強烈想要攝取碳水化合物。於是「想吃個麵包就好……」，等吃完會想再吃第二個。就這樣，一直吃下去，完全停不下來。若平常一直想吃甜的，沒吃就很憂鬱的話，可能是碳水化合物中毒（上癮）了。

所以，不難想像那些想戒嗎啡的人，若持續用「一點點」是絕對無法戒斷的。持續「只吃一點點糖」，癌細胞就會持續有食物吃……。所以，光是「減糖」無法治好癌症。在我的認知裡，若只是減糖而無徹底根除糖份，其實跟正常進食沒有不同。

為了治好癌症，只能「斷糖」！

後面章節也會說明，除了癌症，「斷糖」還有其他良好的功效。如果是不是癌患，或許不需要如此嚴格的斷糖。像我偶爾也會吃些壽司，或喝少許日本酒。

可是，雖然嚴酷，想「治好癌症」一定得斷糖。就我的觀察，開始斷糖第3天，可治好上癮症狀；再持續斷糖3個月，當療效透過數值明確展現時，患者會越來越有持續下去的意願。

所以，癌患可先嘗試3天斷糖，接下來再持續3個月。

放棄斷糖的下場

想治好癌症，不是要減糖，而是得斷糖。我會如此嚴格要求患者配合，是因為我看到放棄斷糖之患者悲慘的下場。

有個從岐阜縣每週來我診所，右腎臟癌轉移到肺部的60幾歲F女士。當時她肺部的癌灶逐漸擴散到6公分大，我開始幫她注射超高濃度維生素C後，她的體力逐漸恢復，1個月後癌灶停止擴散。可是，這時癌灶只是停止擴散，並未大幅縮小。

而且，F女士的中性脂肪也沒有降到150以下，我覺得很奇怪；因為中性脂肪偏高，很可能是體內多餘的糖變成脂肪，也就是「沒有斷糖」！

「F女士，妳有沒有吃甜的啊？」

「沒有耶！」

但我心裡明白F女士已經吃了糖分。

儘管如此，她一樣堅持自己沒吃，我也莫可奈何。結果7個月後，F女士因癌細胞擴散到右腕與右膝骨骼，再也無法行動，無法來我診所就診。9個月後不幸過世……。

明明開始治療一段時間後，F女士開心表示身體已經好轉……，我的內心滿是遺憾與惆悵。

「只是吃一點點」也會要人命

像F女士這樣無法持續斷糖，治療失敗的人也不少。還記得前面提到的A先生嗎？原本的末期胃癌幾乎治好，卻大意吃了餃子，無法戒斷碳水化合物，眼看病情逐漸惡化。

無論是A先生或F女士，我一看就知道他們有沒有確實斷糖。人體無法作為能量的葡萄糖會轉為中性脂肪，之後變成肌肉內層脂肪、皮下脂肪或內臟脂肪加以儲存。但人一斷糖，皮下脂肪減少，血管看似浮在身體表面。若說有斷糖但外觀全然未變，實在不合常理。而且，這些偷吃某些東西的患者，往往不敢跟我四目相對。

中性脂肪偏高不只會影響糖分，也可作為判斷標準。中性脂肪的正常值約100～140，按照我的經驗，斷糖後中性脂肪可降到40以下，展現癌症的療效。

再者，空腹時的血糖值約80，但因血糖值很容易受到檢查前之飲食的影響，準確度不像中性脂肪那麼高。

F女士或許只想「吃一點點」，吃了甜食或某些食物後，這種念頭卻煞不住，結果付出慘痛的代價。

還有一種狀況是，某個患者堅持「未攝取任何碳化合物」，但中性脂肪偏高，瘦不下來，療效也不好。於是，我請他記錄每天的飲食內容，發現他喝了號稱熱量為零的運動飲料。仔細看這種飲料的成分，內含果糖……。亦即，雖標榜熱量是零，卻含些許糖分。患者在不知情的狀況下毫無戒心地喝，當然沒有療效。

順道一提，可口可樂零熱量標榜「無糖分」，但並不表示完全「無糖」。所謂「零熱量飲料」究竟是否為「無糖」飲料，購買前請先確認。

總之，持續斷糖的過程只能靠患者自行管理，醫師也幫不上忙。像我也無法隨時盯著患者，只是會替患者感到焦急。所以，患者要切記「只吃一點點」的天真想法，可能導致最糟的後果。

即便斷糖還是有很多東西可以吃

關於斷糖的話題看似嚴肅，但實際上還是有很多人享受著斷糖的過程。一斷糖能吃的東西還是很多，並不像大家想像的那麼不方便。

像蛋類就是非常理想的食材。蛋含高蛋白，維生素類含量也豐，每100公克僅含0.3公克糖分。

像我出外旅遊，若早餐沒有適合的食物，會吃6顆煎蛋。

看到這你一定很驚訝：「蛋的膽固醇很高，一天頂多1顆吧！」但如前所述，從飲食攝取的

推薦的食品糖分一覽表

（每 100 g 含量）

食品名稱	含糖量(g)
雞蛋（全蛋 生）	0.3
雞蛋（蛋黃 生）	0.1
雞蛋（蛋白 生）	0.4
鵪鶉蛋（全蛋 生）	0.3
皮蛋	0.0
雞蛋豆腐	2.0
豆腐	
板豆腐	1.2
嫩豆腐	1.7
油豆腐	1.4
油豆包	0.2
蒟蒻（精粉蒟蒻）	0.1
蒟蒻（生芋蒟蒻）	0.3
蒟蒻絲	0.1
納豆	
牽絲納豆	5.4
米粒納豆	4.6
乳酪	
卡門貝爾	0.9
豪達	1.4
切達	1.4
藍紋乳酪	1.0
弗洛賽斯	1.3

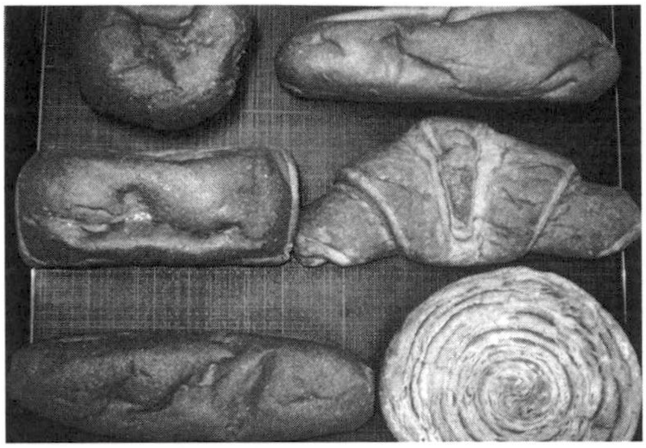

各式各樣的麩皮麵包

膽固醇被人體吸收時，會自行調整份量，所以，只要膽固醇值沒有異常，一天吃10個蛋也沒問題。

乳酪的膽固醇量也較高，但沒必要過於在意，屬於高蛋白・低糖分的斷糖食品。

同樣高蛋白的豆腐，每100公克的含糖量如板豆腐為1.2公克，嫩豆腐為1.7公克。製作豆腐的黃豆煮熟，含糖量有2.7公克，但濾出豆漿後，豆渣的含糖量增多。像我會把瀝乾的豆腐炒鬆當作飯吃，稱為「豆腐飯」，可直接吃，或淋上咖哩或做成丼飯。

順道一提，同樣用黃豆製成的納豆每100公克含糖量為5.4公克，一人份的50公克納豆就有2.7公克。若將它放在常溫下持續發酵，含糖量會變少。只不過，這時甜味消失且臭味更濃，吃起來可能沒那麼美味。

想吃麵包的話，可吃「麩皮麵包」。麩皮是指小麥的外皮，乃富含膳食纖維、鐵質、鈣質、鎂、鋅等營養素的健康食品。用麩皮製作的麵包，很適合限糖者食用。只不過為增加黏性，幾乎所有的商品都需要使用麵粉，故不可能零糖分。

市面上仍有其他低糖或零糖分商品，用心找找會發現能吃的東西比想像中多。

以斷糖方式製作的歐風料理

我於二〇〇九年成立綜合醫療研究會，開始推廣關於斷糖的疾病療效與健康效果。其中一次是二〇一〇年舉辦斷糖體驗營，約20個會員同住於河口湖，挑戰2天1夜的斷糖活動。這時我認識的法國主廚也自願參加，教我製作無糖分料理。以下介紹當時部分料理當作參考。

水煮荷包蛋佐煙燻鮭魚

利用高蛋白、低脂肪的水煮荷包蛋和鮭魚當作前菜；再依個人喜好，加入鮭魚卵或魚子醬增添風味。

- 材料（1人份）：

雞蛋　1顆
煙燻鮭魚　1～2片
白醋、鹽　少許
細葉香芹、蒔蘿等香草　適量

- 作法：

1. 鍋子裡裝水，煮沸後轉小火，加入白醋。

2. 將雞蛋慢慢打進去。
3. 等蛋白凝固半熟時，撈起放進冰水冷卻。
4. 撈出水煮荷包蛋，用紙巾確實擦乾。
5. 盛盤，撒點鹽。
6. 放上煙燻鮭魚，用香草裝飾。

濃味蒸魚

利用高蛋白、低熱量的魚貝類當作主菜，並用燒酎（蒸餾酒）取代白葡萄酒減少糖分攝取。

・材料（1人份）：

白肉魚 1片
蛤蜊 5～6顆
蒜頭 1片
鯷魚 1片
番紅花 1小把
百里香 1.5公分
燒酎 少許

特級冷壓初榨橄欖油　少許
鹽、胡椒粉 少許

．作法：

1. 白肉魚灑點鹽巴、胡椒粉。
2. 先用橄欖油爆香蒜片，加入百里香和魚片繼續炒。
3. 挑出蒜片。
4. 加入蛤蜊。
5. 加入燒酎、鯷魚和橄欖油，轉大火煨煮，直到蛤蜊湯汁收乾。
6. 加入40毫升的水。
7. 再撒上番紅花略煮。
8. 先取出魚片盛盤。
9. 再淋上湯汁。
10. 撒上香草。

豆腐布丁飯佐明蝦蛤蜊海苔奶油醬

以豆腐取代米飯炒成的「豆腐飯」，當作「布丁飯」。重點是豆腐要確實擰乾，炒出類似米粒的蓬鬆感。

▪材料（1人份）：

明蝦 3～4隻（依個人喜好，也可換成白肉魚）

蛤蜊 5～6顆

板豆腐 半塊

鮮奶油 30毫升

海苔粉 半小匙

燒酎 少許

帕瑪森起司 少許

特級冷壓初榨橄欖油 少許

鹽、胡椒粉 少許

▪作法：

1. 用紗布將豆腐擰乾，放入鍋中乾炒成豆腐飯，再用鍋鏟切成蓬鬆的米粒狀。
2. 蛤蜊與燒酎放入鍋中煮開，加30毫升水熬煮，取出蛤蜊，轉小火煨一下。
3. 用橄欖油小火煎抹了鹽巴、胡椒粉的明蝦。
4. 另起一鍋，倒入鮮奶油略煮，加點鹽巴調味。

5. 將作法2的蛤蜊高湯一半倒進炒鍋，加入作法1的豆腐飯用大火煮開。
6. 等豆腐吸收高湯後熄火，撒上帕瑪森起司。
7. 盛盤，擺上作法3的明蝦。
8. 剩下的蛤蜊高湯和作法4的鮮奶油、海苔粉拌勻，用中火熬成芡汁。
9. 把作法8的芡汁淋在7上。

明蝦燉飯

這是用豆腐取代米飯炒出之豆腐飯製作的燉飯。

・燉飯材料（4人份）：

板豆腐 2塊
帶頭白蝦 8隻
五花肉 50公克
花枝 1隻
淡菜 4個
蒜頭 2片
扁豆 4條

紅椒粉 1小匙
特級冷壓初榨橄欖油 5大匙
檸檬 1顆
西洋芹 適量

・熬湯材料：
芝蝦（帶頭、帶殼）16隻
番紅花 1小把
特級冷壓初榨橄欖油 2～3大匙
燒酎 半杯
香辛料包 適量
肉桂葉 1片
鹽巴 1小匙

・豆腐飯作法：
【製作豆腐飯】
參考107、108頁製作豆腐飯（用冷凍的豆腐製作水分少效果更好）

・高湯作法：

1. 先用2～3大匙橄欖油以中火炒蝦頭和蝦殼，用鍋鏟煸出蝦頭的蝦膏。
2. 加燒酎以中火煨煮。
3. 加5杯水轉大火，加入香辛料包和肉桂葉。煮沸後轉小火，不加鍋蓋續煮30分鐘，不用撈渣渣。
4. 過濾高湯，用鍋鏟擠壓食材釋出精華。
5. 濾出4杯份的高湯，加鹽調味。
6. 趁高湯還熱時，加入乾炒過的番紅花，靜置15分鐘上色。

・準備餡料：

1. 五花肉切成一口大小。
2. 花枝洗淨去皮與內臟，身體切成花枝圈，口足切成一口大小。
3. 帶頭白蝦清除泥腸，但不去殼。
4. 淡菜洗淨，用足量的水煮開，取出備用。
5. 扁豆對切。

・炒餡料：

1. 燉飯鍋加5大匙橄欖油，用中火炒帶頭白蝦和花枝。用鍋鏟煸出蝦頭的蝦膏。等蝦殼兩面變色，連同花枝取出備用。

2. 五花肉和蒜片加入此鍋，用小火煸出香氣後，取出蒜片，加入紅椒粉拌勻。

・炒豆腐飯加入高湯：

1. 將豆腐飯加入炒餡料的鍋裡，轉中火炒勻。

2. 加入熱高湯，持續開中火，以鍋鏟邊攪拌邊煨煮（豆腐飯較不吸湯，需炒久一些）。

・加入餡料煨煮

1. 轉小火，加入白蝦、花枝、淡菜和扁豆，蓋上鋁箔紙，保留熱氣。

2. 轉動炒鍋，讓餡料均勻受熱（中間比較容易焦掉）。等豆腐飯充分吸收湯汁後，火轉大些，乾湯汁後熄火。

3. 拿掉鋁箔紙，用檸檬片和西洋芹擺飾。

義式奶酪

使用零熱量的天然甜味劑取代砂糖製作的甜點。這種甜味劑的糖分不易為人體吸收，很適合用於斷糖料理。

．材料（1人份）：

牛奶 60毫升

鮮奶油 35毫升

寒天粉 2.5公克

天然甜味劑 1大匙

琴酒 少許（蘭姆酒也可以）

柚子汁（柚精）少許

．做法：

1. 寒天粉用1大匙水拌勻。

2. 牛奶與鮮奶油、天然甜味劑倒入鍋中，用小火煮。

3. 煮開前熄火，倒入寒天拌勻。

4. 加入琴酒和柚子汁拌勻。

5. 將鍋子放在冰水上隔水冷卻，拌至濃稠後倒進容器中。

給怎麼都無法持續斷糖的你

對上述的斷糖料理有什麼感覺呢？就算不吃碳水化合物，你還是能享用意想不到的美味料理，這應該會讓你感到安心吧！

像用於義式奶酪的天然甜味劑，對愛吃甜食的人就很有吸引力。這種甜味劑以羅漢果和酒裡的天然甜味成分赤藓糖醇為原料，不含人工甘味劑、色素或防腐劑。雖然羅漢果的甜味成分屬於碳水化合物，但幾乎都是膳食纖維，不會被消化人體吸收；而赤藓糖醇透過代謝實驗也已證實不會變成熱量。

即使過著斷糖生活，你還是有想用砂糖煮點壽喜燒或紅燒魚，或想喝點甜紅茶的時候吧！這時就可以用這種甜味劑代替砂糖。

不過，吃慣了甜的東西，舌頭無法忘懷這滋味，會老想吃甜食等食物，這樣就很難持續斷糖生活。可以的話，要慢慢讓自己遠離甜食的誘惑。

其實只要能確實堅持斷糖的生活，想吃甜食的慾望自然消失不見。像我家有陣子也會用這種甜味劑，但現在已經2年沒用了，想用砂糖的念頭自然沒了。

我的患者也有人表示：「怎麼也無法戒斷碳水化合物」。這時我會跟患者說：「至少從你注射維生素C的前一天晚上開始就要斷糖！」

老實說，我不知道從注射前一天晚上開始斷糖，能不能讓癌細胞處於飢餓的狀態。雖不清楚，但也無奈，至少要給患者一個防衛的策略……。

不只是斷糖療法，即使只是一般的高血壓或高血糖飲食療法，通常持續3個月就有療效。以斷糖來看，3個月後幾乎每個患者都會出現好的變化。所以，我還是要再三強調，無論如何請堅持3個月！如此一來，你就能脫離碳水化合物的魔咒，迎向無須再忍耐的那一天。

成立斷糖診所是我的夢想

我前面提到之前同住於河口湖體驗斷糖生活的主廚，在青山的義式餐廳擔任大廚。每回我到這家餐廳，主廚就會幫我送上斷糖料理，所以，我經常光顧，也會介紹患者去吃。有次帶個女性癌患去，她流著淚說：「好久沒吃到甜點了……」當然，甜點也是無糖的。

想持續斷糖，最困擾的應是外食。我很幸運，午餐也能在員工廚房調理，一般人可能沒辦法。可以自己準備斷糖食物的便當當然最理想，如果是外食，那只能尋找料理適合斷糖飲食的餐館。若是晚餐，燒烤或涮涮鍋等肉類料理，或提供各類菜餚的居酒屋等，都是不錯的選擇。話說回來，外食又想斷糖真的很難耶！

我經常在想，若能提供斷糖飲食的餐廳多一點那該有多好。若找不到斷糖專門店也無妨，只要能供應斷糖料理或適合的平常飲食就好。如此一來，不單是癌症患者，糖尿病或想減肥必須限糖的人，應該都會開心聚集於此。

目前市面上已經有各種去糖之中華麵、麵包、火腿、餅乾或巧克力等，限糖專用的食品。所以，從現在開始，利用這些食品，即便外食還是能夠斷糖，輕鬆限制糖分的攝取——這也是我的夢想之一。

在此章節最後，我想說說我的另一個夢想。我希望能在診所設立給患者留宿的設施，無法住院治療的患者，可以留宿於診所進行治療。患者早晚都能吃診所供應的斷糖食物，午餐則帶著斷糖飯盒到公司吃。這樣的話，診所這邊就能完全控管患者的飲食，不會再有患者自我管理失敗影響治療的情形。再加上維生素C注射療法，相信治療效果會比現在更好。

無論這個夢想何時會實現，我努力推廣斷糖飲食的心沒有改變！

第4章

不光是「癌症」！維生素C注射與斷糖飲食讓你更健康

「宛如萬用藥」的維生素C注射療法

到目前為止，我針對癌患與其家屬，介紹了「超高濃度維生素C注射」與「斷糖飲食療法」的癌症治療效果。其實這兩種治療法不單對癌症有效，對其他各種疾病的患者，甚至健康的人都很有幫助。

尤其是維生素C注射療法，對每個人幾乎都有益處，宛如一帖萬用藥。而維生素C注射療法的最重要功能就是「抗氧化作用」。

人類要透過呼吸，不間斷地吸取氧氣供應身體所需。人體絕不可缺少氧氣，但是，氧氣卻也有危害人體的一面——若體內的氧氣變成「活性氧」的話……。

活性氧是一種會讓身體細胞氧化，組織受損的麻煩物質。活性氧的氧化作用，會成為引發癌症或生活習慣病的元兇，也是造成老化的要因。對沒有氧氣就無法生存的人類來說，細胞的氧化，也就是老化，可說是逃脫不了的宿命。

儘管如此，「盡可能遠離老化或疾病」應該是每個人的心願吧！這時維生素C的抗氧化效果就派上用場了。維生素C能及早因應活性氧的氧化作用，在細胞受損前就讓活性氧無害化。藉由這個強有力的抗氧化作用，除了抗老化，也能預防各種疾病。

不過，把維生素C當食物攝取，恐怕效果不佳。因水溶性的維生素C很不耐熱，會在烹調過程中大量流失。再者，維生素C就算進入體內，也無法百分之百被吸收，故用吃的效果有限。

所以，從靜脈注射維生素C，就能輕鬆補充維生素C。當血液裡的維生素C濃度，很快上升到超高濃度狀態，體內的活性氧就會變得無害。

人體無法自行合成維生素C

對人體來說具有各種好處的維生素C，很遺憾人體無法自行合成。其實幾乎所有的動物都能在體內合成維生素C，不知為何只有人類和部分的猿猴、土撥鼠、蝙蝠類，體內沒有可以合成維生素C的酵素。

而合成維生素C能力特好的動物就是山羊；據說山羊一生病，體內就會生成平常濃度200倍的維生素C！

說到200倍，治療癌症平均的血液維生素C濃度為3千5百～4千μg／ml，大概是平常的200～300倍。正因人類無法像山羊一樣自行合成維生素C，所以，若發生如同山羊體內的狀況，當然得注射超高濃度維生素C。

話雖如此，如果不是為了癌症治療，不需要將血液裡的維生素C濃度提到這麼高。若屬進行癌，可以每週注射維生素C 100公克3次以上；若純粹為了美容，則每個月注射維生素C 25公克

1～4次，按照目的調整劑量與次數。

事實上，維生素C注射的用途很廣泛，不管是上了年紀的女性為了美容，運動員想消除疲勞，或一般人為了健康均可使用。

像我自己為了健康，也會每週1次注射維生素 C 25公克。若身體感覺疲憊或想增加元氣，更會連續注射兩天……。雖然我也吃維生素C健康食品，但感覺注射的效果比較好。

流行性感冒與感染疾病

從現在開始，我要介紹維生素C注射與斷糖飲食的各種功效。

首先是維生素C可預防感染疾病。當體內有病毒或細菌入侵，血液裡的白血球會啟動防衛機制，攻擊這些病毒或細菌。目前已知，血液裡的維生素C濃度越高者，這種白血球的功能越強。

再者，入侵人體的病毒會被視為異物，於肝臟代謝加以排出。這時肝臟也會利用維生素C，若能充分攝取維生素C，就比較容易排出病毒，不易被感染。

像風邪或流行性感冒都源自病毒感染，故可利用維生素C加以預防。像我會定期注射維生素C，已經9年沒感冒了。

另一方面，打噴嚏或流鼻水等風邪症狀，通常會使用抗組織胺藥。抗組織胺這種物質能讓血管擴張，故可抑制打噴嚏或流鼻水等過敏症狀。

其實維生素C也有抗組織胺的作用。所以，只要注射維生素C，不吃抗組織胺藥也能緩和風邪引起的各種不適症狀。

而發現維生素C可治風邪的是第2章節出現的萊納斯．鮑林博士。在一九六〇年代後期，鮑林博士每天自行服用數公克的維生素C，後來在其著作或演講發表心得：「於適當的時期服用適量的維生素C，可預防感冒且舒緩症狀」。

此外，前面也說過，細菌或病毒以葡萄糖為食物，一「斷糖」自然能抑制感染源的增殖，故除了注射維生素C，斷糖也有預防與治療風邪等感染疾病的效果。

過敏性皮膚炎

維生素C的抗組織胺作用對於過敏性皮膚炎也具有療效。

所謂的過敏性皮膚炎就是，針對灰塵、塵蟎、寵物的毛或食品等特定異物，免疫力過度反應所引起的皮膚症狀。當人體一感測到異物，免疫力會製造抗體試圖加以排除，而這時體內會分泌組織胺進而引發過敏症狀。

正因為維生素C具有抗組織胺作用，才能舒緩過敏性皮膚炎的不適症狀。其他像過敏性鼻炎、哮喘等等，出現在眼、鼻或喉嚨的過敏症狀，維生素C都有抑制的效果。

後面也會詳細說明，維生素C可增加體內的膠原蛋白，讓皮膚產生健康的光澤，這對於因過敏引起的皮膚紅疹或乾燥脫屑，也有改善的效果。

再者，過敏被視為自體免疫性疾病，但據說精神上的因素影響也很大。像我在精神科研習時，曾遇到有躁鬱症且過敏症狀的女性患者。情緒會影響她的過敏症狀，因此只要看她的臉就知道她今天的狀況是好還是不好⋯。原來精神狀態和皮膚症狀有如此有趣的關係！

如同有些人一受驚嚇會起雞皮疙瘩，一感焦慮就會起疹子，再次印證神經與皮膚具有關連性。在一顆受精卵成長為胎兒的過程，皮膚和神經同樣來自外胚葉，或許正因如此，皮膚與神經的關係才會如此密切。

話說回來，過敏症狀會明顯反映當事者的精神狀態。如前所述，一攝取糖分，交感神經處於優勢，精神陷入緊繃狀態。所以只要斷糖，精神就會跟著放鬆，過敏症狀不就可以舒緩了嗎？

類風濕性關節炎

在關節、骨骼、肌腱或肌肉等處引發疼痛或僵硬感的疾病稱為風濕。其中以類風濕性關節炎最常見，故一般提到風濕，指的是類風濕症關節炎。

類風濕症關節炎是基於某種因素，而導致免疫機能出現異常的白體免疫性疾病。原本該攻擊外來異物的免疫力，卻反過來攻擊自己。其發病原因眾說紛紜，可能是細菌、病毒、壓力或遺傳等，目前還不是很清楚，但患者以女性居多。

類風濕症關節炎的初期症狀為，早上起床時手指僵硬，也會有全身倦怠、微燒或食慾不振等症狀。若病情惡化，以四肢為中心的全身關節會出現疼痛、腫脹或僵硬感。這時關節裡的滑膜也會發炎。等此關節炎逐步慢性化，周遭的軟骨或骨骼也會受損。嚴重的話，關節整個會變形且影響活動力。

而維生素C也有抑制類風濕性關節炎的效果。所謂的發炎就是氧化，故維生素C的抗氧化作用才能抑制發炎。再者，維生素C還能促進緩和類風濕性關節炎疼痛之類固醇荷爾蒙，這種體內合成物質的分泌。

我有個女性朋友，本身是阿育吠陀療法的醫師，為了治療類風濕性關節炎也進行斷糖。其實阿育吠陀式的飲食生活，跟斷糖飲食截然不同，可能是斷糖有吸引她的地方吧！持續2週的斷糖生活後，她很開心地表示，手指關節的疼痛感已獲得改善。

為何斷糖有助於類風濕性關節炎，我也不懂，但從結果來看，應該是出現了某些好的效果。我想斷糖對於類風濕性關節炎的抑制效果，今後會更受矚目。

C型肝炎

維生素C的抗發炎作用，還能針對伴隨發炎而來的各種疾病展現療效，例如，可治療肝炎。

所謂的肝炎主要就是，病毒感染導致肝臟發炎的疾病。肝炎有A肝、B肝、C肝等類型，國人以B型肝炎居多。

而C型肝炎以感染者的血液為媒介，感染了HCV（C型肝炎病毒）而發病；過去曾因血液製劑或共用針頭感染造成嚴重的問題。

一感染C肝，慢性肝炎會變成肝硬化或肝癌。多數患者即便感染數年仍處於潛伏期，沒有任何自覺症狀，一旦發現往往變成嚴重的肝硬化或肝癌。所以，肝臟才被稱為「沉默的器官」。

肝炎會因活性氧增加而惡化；肝細胞會「發炎」，正是活性氧氧化的結果。

所以，注射維生素C可以發揮抗發炎的效果。透過超高濃度維生素C注射，讓活性氧無害化，就能抑制肝細胞的發炎症狀。

除了肝臟，身體某處發炎時，表示體內有活性氧肆虐，可以注射超高濃度維生素C抑制發炎。

潰瘍性大腸炎

潰瘍性大腸炎乃大腸內側黏膜發炎，出現糜爛或潰瘍的疾病。發病原因不明，據說跟體內的白血球攻擊大腸黏膜這種自體免疫異常、遺傳因子、壓力或西式飲食等環境因子有關。

潰瘍性大腸炎的症狀有下痢、帶血軟便、腹痛、腹絞痛（有便意卻排不出）等，嚴重時還會便血。其他也會有發燒、貧血、體重減輕、關節痛等症狀。有時會一天來回廁所20次以上，對生活造成極大的影響。

一般來說，潰瘍性大腸炎無法完全治癒，但可用藥抑制症狀。患者會反覆出現沒有症狀的「寬解期」和「活動期」，嚴重時可做手術。

而這樣的潰瘍性大腸炎，也可注射維生素C改善症狀。維生素C的抗發炎作用，可抑制大腸的發炎症狀、增強免疫力。具體來說，維生素C可增強白血球的防禦力，促進巨噬細胞（白血球的一種）的活動力。此外，掌管免疫的淋巴球也會因維生素C「年輕化」，進而增強免疫力。

讓因化療掉落的秀髮再生

來我診所治療癌症的患者，很多都因化療的某種抗癌劑副作用造成掉髮。這些患者接受超高濃度維生素C注射後，頭髮很快又長回來。像第1章節出現的初期卵巢癌患者D小姐，雖使用抗癌劑，但進行維生素C注射後，3個月又恢復原有的秀髮。即使她一邊使用抗癌劑，但頭髮一樣長出來，這只能認定是維生素C注射的作用吧！

同樣於第1章節出現的E先生，為重症上顎洞癌患，停用抗癌劑開始維生素C注射後2個半月，頭髮一樣長回來。應該是停用抗癌劑，頭髮才會長回來的吧！但只花2個半月，頭髮就長回來還真不尋常。我想這也是注射維生素C的緣故吧！

所謂的抗癌劑會讓細胞強烈氧化，在攻擊癌細胞的同時，也會傷害正常細胞。若使用會掉髮的抗癌劑，因頭皮的細胞氧化，連帶會損及髮根。所以，應該是維生素C的優異抗氧化作用，才能保護頭皮細胞免於氧化，促使細胞的再生。

那麼，不是因為抗癌劑而掉髮，純粹是一般的禿頭或髮量稀疏，維生素C注射也有效嗎？如果有效，接受維生素C注射的人肯定更多……。但關於這點，尚待更多的研究結果。

抗老化

大家都知道維生素C可以養顏美容，其作用可大致分成兩種；一是促進膠原蛋白的生成。膠原蛋白的製造原料來自蛋白質的胺基酸，為構成皮膚、骨骼、血管或臟器等的重要成分。

不過，膠原蛋白會隨著的年紀增長而流失。當位於皮膚深層之真皮層的膠原蛋白流失，肌膚就會失去彈性顯得鬆垮，最後形成皺紋。

若體內的酵素發揮作用，就能生成胺基酸，製造膠原蛋白。而維生素C正有幫助此酵素發揮作用的效果，可預防皺紋的生成。

所以，注射維生素C時，也要確實攝取製造膠原蛋白的原料，如雞翅、雞皮、軟骨、豬腳、魚翅、鰻魚、鰈魚、魚卵或雞蛋等，富含動物性蛋白質的食物。因為斷糖飲食以動物性蛋白質為主，若併用維生素C注射的話，可以想像預防皺紋生成的效果一定更好。

維生素C的另一種作用是預防斑點。當人曝曬於陽光下時，為防真皮的細胞遭到破壞，褪黑激素這種色素會讓肌膚變黑以吸收紫外線。若褪黑激素分泌過剩就會形成斑點。

而維生素C能抑制褪黑激素的生成，讓肌膚變得白皙，所以，大家才會認定維生素C也有預防斑點的效果。

事實上，為抗老化特別去注射維生素C的人，比為治療癌症的患者還多。因皮膚的再生週期約28天，一般大概是每個月1次注射維生素C 15～25公克。

消除運動、工作疲勞

維生素C注射對於常運動的人也很有幫助。人劇烈運動後會吸入大量氧氣，產生許多活性氧，導致組織劣化。雖然大家都認為運動有益健康，但過度運動反而會讓身體加速老化。所以，人家才會說運動員比較短命。

常運動者若定期注射維生素C，可抑制活性氧的生成，預防老化。而運動後，肌肉裡俗稱疲勞物質的乳酸堆積，這時注射維生素C，能促進這些乳酸分解，減輕身體的疲憊感。

再者，若去室外運動一定要記得防曬。因紫外線可增加活性氧而大量消耗維生素C，所以長時間曝曬於陽光下後，一定要積極補充維生素C。

順道一提，抽菸也會大量消耗維生素C。所以，我會要求接受維生素C注射療法的患者戒菸，以免影響療效。

相對於運動後的肉體疲勞，壓力更是精神疲勞的一大要因。當工作過於緊張、焦慮、過勞等造成的壓力持續累積，體內會形成大量的活性氧。所以說，壓力不僅是憂鬱症等精神疾病，更是造成高血壓、腦梗塞或糖尿病等疾病的元兇。而利用維生素C注射療法的抗氧化作用，也能減輕這些壓力對身體造成的傷害。

老實說，我平常血液裡的維生素C濃度偏低。我想應該是工作太忙，常常一天只睡3小時，大量消耗我體內維生素C的關係。正因為注射了維生素C，我即便只睡3小時也能精神奕奕地工作，但我不鼓勵大家學我過這樣的生活。請大家不能只靠維生素C注射，要充分休息，過著沒有壓力的生活。

糖尿病

除了維生素C注射，斷糖飲食也能改善癌症以外的各種疾病。

「斷・糖」——首先當然會聯想到改善糖尿病。糖尿病乃血糖值持續出現異常偏高的疾病，主要分為第一型與第二型。

原本血糖值在胰島素這種荷爾蒙的作用下會很穩定。但吃飽後，也就是攝取糖分後，血糖值會上升。這時胰臟會分泌胰島素，讓血糖值下降。像第一型糖尿病就是這種胰島素的分泌機能出現障礙，持續出現高血糖狀態。而第二型糖尿病起因於飲食等生活習慣病。斷糖飲食療法對於第二型糖尿病非常有效，患者比例約95%。

第二型糖尿病初期並無任何徵兆，但隨著病況惡化，患者容易口乾舌燥、暈眩或四肢麻痺。一旦重症化，會導致失明、腎功能不全，或者因雙腳腳底麻痺，引發雙腳壞死必須截肢的（糖尿性）壞疽這種嚴重併發症，甚至危及生命。

以日本為例，疑似糖尿病患約890萬人，無法排除糖尿病可能性者高達1千4百萬人。會造成數量如此驚人的糖尿病患關鍵原因，無非是飲食攝取過量的糖分所致。

一斷糖，血糖值可維持在低狀態，自然能預防與治療糖尿病。像荒木醫師的診所會進行斷糖的住院治療，結果所有的第二型糖尿病患，只花2週就完全治好了。

心肌梗塞・腦梗塞

以日本來說，位居死亡原因首位的是癌症，其次是心臟疾病，第三名為肺癌，而第四名則是腦血管障礙。第二名的心臟疾病中，最常見的是急性心肌梗塞；而第四名的腦血管障礙幾乎就是指腦梗塞。而心肌梗塞與腦梗塞都是動脈硬化引起的疾病。

何謂動脈硬化？簡單說就是，動脈內壁因膽固醇或中性脂肪堆積，導致血管硬化，血液通道變窄的疾病。這種現象若出現在心血管，會造成血管堵塞引發心肌梗塞；若出現在腦血管，就變成腦梗塞。

當心血管或腦血管一堵塞血流受阻，供應心臟或腦部的氧氣不足，多數患者短時間內會死亡；即使幸運獲救，也常出現半身不遂等後遺症。

據說西化的飲食生活會引發動脈硬化。這是因為攝取過多的肉類、蛋類或乳製品等食物，會導致血液裡的膽固醇或中性脂肪增加，血液變得濃稠容易堵塞。

但我在前面的章節說過，「糖分攝取過量」才是引起動脈硬化的契機。因為糖分一增加，血管內部細菌增殖，內壁會受損。當血管一受損，就會開始沉積壞的膽固醇等物質，引起動脈硬化。在這之後，確實是因攝取了高膽固醇與高脂肪飲食，血管才會因膽固醇或中性脂肪的堆積整個阻塞。所以，問題的源頭還是在於糖分攝取過量。

因此只要斷糖，就能預防心肌梗塞與腦梗塞。以日本為例，二〇一二年死於癌症的人數約占全部的28.7％，心臟疾病佔15.8％，腦血管障礙佔9.7％。這三大死因的死亡人數，就佔了全部死亡人數的60％左右。換句話說，如果每個日本人都能斷糖，那六成的死因就會消失，效果頗值得期待……。

再者，加上維生素C注射，還可讓血液裡的膽固醇值持續下降。膽固醇排出體外時會變成膽汁酸，維生素C不僅可促進代謝，還能增加好的膽固醇，預防壞的膽固醇氧化。亦即，斷糖加上維生素C注射，可預防心肌梗塞與腦梗塞。

高血壓

動脈硬化或糖尿病等生活習慣病都跟高血壓脫離不了干係。像日本約有780萬人因高血壓接受治療，但因高血壓無疼痛等症狀。但即便健檢顯示異常數值，很多人依然置之不理，故我想實際上需要治療的患者更多。

對高血壓若放任不管，血管壁會因高壓力硬化，變成動脈硬化，甚至引起心肌梗塞或腦梗塞，最後可能導致猝死。所以，高血壓也被稱為「沉默的殺手」。

一說到高血壓的原因，大家首先會想到「鹽分攝取過量」。不過，現代人的飲食比以前清淡，喜歡減鹽料理，但何以高血壓患者不減反增？這表示高血壓的原因不僅是鹽分攝取過量吧？

事實上，「糖分攝取過量」也會導致高血壓。

因糖分攝取過量導致血壓上升的機制有兩個，一是因胰島素阻抗性，腎臟的鹽分排泄機能受損。亦即，糖分攝取過量，會出現胰島素的功能變差的「胰島素阻抗性」。正常的腎臟能排除鹽分，若出現胰島素阻抗性，此功能就無法運作。如此一來，血液裡的鹽分濃度增加，透過體液滲透壓的作用，血壓會上升。

另一是交感神經處於優勢，人會持續陷於緊繃狀態。當「糖分攝取過量」成為常態，胰島素阻抗性會讓胰島素分泌過剩，造成「高胰島素血症」。這時交感神經受到刺激，人處於緊繃狀態。

換句話說，不斷攝取碳水化合物，會讓交感神經持續緊繃，血壓上升。

一斷糖，這些讓血壓上升的因素通通消失。從我的治療經驗來看，開始斷糖約莫2週，患者的血壓就能恢復正常。

痛風

俗稱「帝王病」的痛風，是因體內囤積的尿酸結晶化，主要造成足關節劇痛的疾病。其原因為「普林」攝取過量，好發於中老年男性。

所謂的尿酸即普林的代謝物質。尿酸於肝臟代謝後，通常會經由腎臟變成尿液排出體外。但若普林攝取過量，排不完的尿酸會囤積體內形成高尿酸血症。當血液裡的尿酸值超過一定量，尿酸會釋出結晶化；這些結晶刺激足關節，引起疼痛或腫脹，就是大家熟知的痛風。

尤其足部大拇趾關節是好發區，這種痛感被形容成「風吹到也會痛」，故被稱作「痛風」。

普林原是形成細胞核等的物質，幾乎每種食物都有，但以動物內臟、雞肉、蝦蟹、鰹魚、沙丁魚、鱈魚卵等食物含量最多。蔬菜的話，豆類、黃豆芽、菇類含量較多。

酒精的話，本身的普林含量少，但因能促進尿酸代謝，會讓尿酸值增加。特別是啤酒常被視為禁忌。所以，醫生常跟痛風患者說：「少吃肉」「少喝啤酒」，限制各種飲食。

但是，其實飲食或喝酒對高尿酸血症的影響，不過只有二、三成。果真如此，我想與其戒斷肉類或酒類，倒不如直接「斷糖」來的有效。

原理很簡單，一攝取糖分，腎臟的尿酸排泄機能會受到阻礙，體內易有尿酸沉積。再加上吃過多的砂糖或果糖，血液傾向酸性，更容易釋出尿酸。所以，一斷糖，容易形成尿酸的狀況不容易出現，尿酸值自然會下降。

我所認識的法國主廚（跟前面所提到的主廚不同）曾有痛風，在我的建議下斷糖2週後，開心地表示「痊癒了……痊癒了……」。雖然他還是會製作含糖料理給客人吃，但他說：「自己要吃的就另當別論」，目前仍持續斷糖。

「心理疾病」或憂鬱傾向

我原本是個精神科醫師，長期治療心理方面的疾病。從這些經驗我深深體悟，很多精神疾病透過斷糖可獲得顯著的改善。

例如，「思覺失調症」（舊稱精神分裂症，二〇一四年後正名）。這種疾病的患者會產生幻覺或妄想，懷抱不安感、脅迫感或被害妄想症，或者出現自閉，無法正常融入社會生活。其真正原因不明，一說是神經傳導物質多巴胺或血清素的機能障礙所致，另一說是跟遺傳有關。這種疾病每100人約有1個會發病，並不罕見。

到目前為止，我曾建議8個思覺失調症患者斷糖，其中確實斷糖的3個患者，症狀完全消失。而在崇高診所荒木醫師那裏更多，超過50名思覺失調症患者，因斷糖療法而復原。

為何思覺失調症患者完全斷糖後，大約3天，上述的幻覺或妄想症狀完全消失？這是因為一攝取糖分，腦內會分泌俗稱β腦內啡的嗎啡樣快樂物質。思覺失調症患者對這種β腦內啡容易有反應，會產生如同施打嗎啡般的幻覺或妄想。所以，一斷糖，思覺失調症的症狀就會消失。

我擔任精神科醫師時，曾治療一名48歲患者G女士。她因思覺失調症20年來反覆進出醫院，有時還會因激烈的幻覺或妄想而精神錯亂。G女士出院後，我請她在家嘗試斷糖；奇妙的是，G女士斷糖3天後，這些症狀消失了。2個月內慢慢減少用藥，最終不用再服藥。後來G女士參加1級英檢且1次就過關，再取得保育員的資格開始上班，復原成果非常驚人。

可是，G女士2年後不得不辭去保育員的工作。有次我收到她寄來的mail，妄想地表示：「某歌手的○○曲子是我寫的！」我覺得很怪馬上連絡她，她表示：「昨天去燒肉店吃烤肉……」。因烤肉醬會加糖條調製，我想這是G女士妄想症復發的原因……。

之後G女士如同糖分中毒般，再也戒不了碳水化合物。於是，她被日益嚴重的幻覺或妄想所左右，終究無法保住保育員的工作。

其實，會對糖分有所反應的不單是思覺失調症患者。如前面章節所述，一攝取糖分，腦內的多巴胺功能會受損。這種多巴胺乃傳遞意欲或快樂的神經傳導物質，所以，有抑鬱傾向者攝取糖分後，意欲會越來越低，導致心情越來越憂鬱。平常容易陷入抑鬱情緒的人，建議嘗試斷糖，以免最後變成憂鬱症。

恐慌症

常與憂鬱症併發的疾病就是「恐慌症」。恐慌症患者在人群聚集或無法逃離的場所，會恐慌到宛如突然要死掉一般。一發作，患者會突然劇烈躁動，呼吸困難、大冒冷汗、暈眩或四肢麻痺等症狀。發病過程短則數分鐘，長則長達1小時。只要曾經發病就容易產生「不知何時會再度發病……」的強烈不安或恐懼，也會試圖避開曾發病的場所或場合。如此一來，甚至連公車都不敢搭，光看到公車就心情悸動，很難正常過生活。這些因素若成為壓力，不少患者都會出現憂鬱症。

而這種恐慌症的發作被認定跟碳水化合物，特別是升糖指數（GI值：Glycemic Index）高的食品有關。

所謂的GI值為飯後血糖值上升容易度的基準。GI值高的食品有白米、麵粉等碳水化合物、砂糖、水果等。但一樣是碳水化合物，膳食纖維較多的糙米或全穀米，GI值較少。肉類或魚類也屬於低GI值食物。

前面在糖尿病章節也說過，飯後如血糖值上升，分泌胰島素後不久就會下降。GI值的高度就是這種血糖值上升的速度。血糖值若快速上升，下降速度也會加快。如此一來，急速上升的血糖值又急速下降，容易出現低血糖狀態。一出現低血糖症，自律神經會受損，導致心悸、呼吸困難、暈眩、四肢麻痺。這些症狀看起來不就像恐慌症發作一樣？

目前恐慌症的原因還不是很清楚，但低血糖症極有可能是其發作契機。所以，只要斷糖，盡量少吃高GI值食品，自然可以減少恐慌症發作。

我有一個患者雖因恐慌症無法出門，但開始斷糖2個月後，不安感消失，還可以外出打工。恐慌症是誰都可能上身的疾病，即使只是想預防，也可嘗試斷糖。

發展障礙或容易失控的孩子

先天性腦機能障礙或是幼兒期發生障礙導致發展遲緩，總稱「發展障礙」，包含自閉症、亞斯伯格症、ADHD（注意力缺失、過動性障礙）等。其中自閉症與亞斯伯格症的區別並非涇渭分明，均被歸納為「泛自閉症」。

不管是自閉症、亞斯伯格症或ADHD的兒童，都比較容易亢奮，對適應社會生活有所困難，只是程度上不同。但一斷糖，患者不再那麼容易亢奮，也能穩定過團體生活。我來到幡井診所後，曾建議某個常在工作場所過於亢奮妨害別人的智能障礙型自閉症患者斷糖，讓他的情緒保持穩定。

前面一再重複，攝取過多糖分，會讓交感神經處於優勢，陷於緊張狀態。所以，即使是正常人，攝取過多糖分也容易焦慮或情緒失控，而發展障礙者的大腦有某種脆弱性，特別容易因糖分引發亢奮。

有個著名的研究報告可佐證此事。一九六四年，英國李察・馬卡涅斯博士，於社會精神醫學國際會議上發表報告——「惡童馬凱」。這個名叫馬凱的男孩，是個容易暴怒又暴衝，成天只會打架的「野孩子」。不管是上課或遊戲，他都無法集中精神，一開口就口吃，雙手也抖個不停，依現在看就是ＡＤＨＤ。

據說馬凱每天只吃冰淇淋、蛋糕、巧克力等甜食。於是，馬卡涅斯博士禁止他再吃甜食，要求他吃些肉類與蔬菜。結果令人跌破眼鏡，馬凱後來變成溫馴有禮的「好孩子」。這份報告傳達了過量攝取砂糖的弊害，受到全世界的矚目。

所以，有發展障礙者的家族，一定要嘗試斷糖。即使沒有，若發現孩子靜不下來或容易失控，就要懷疑或許是攝取過多糖分所導致……。

3個月減掉17公斤！我的斷糖減肥成果

若問斷糖所能展現的最明確效果，莫過於減肥。一旦戒斷攝取過量糖分的惡習，會瘦下來似乎是理所當然的事。在本章節最後，我要分享自己的「斷糖減肥成果」。

在不懂斷糖的7年前，我正常飲食，身高172公分、體重75公斤，體脂肪為23～24％，體型略帶肥胖。

事實上我在這3年前，因對當時極感興趣之替代療法的影響，完全是個素食主義者。跟現在恰巧相反，完全不吃魚肉類，只吃蔬果或穀物類。

但持續這種素食生活後，我雖然瘦很多，但很容易疲倦，於是我停止吃素。後來因生活忙碌有壓力，我反而大吃特吃沒有節制。當體重上飆到75公斤時，總膽固醇值高達290mg／dl，幾乎快罹患生活習慣病了。

但二〇〇七年，我在荒木醫師的診所體驗斷糖生活後，驚訝於它的效果。從此我的飲食切入斷糖模式，也開始運動積極減肥。

結果3個月後，我的體重降到58公斤，足足少了17公斤，總膽固醇值也降到230mg／dl以下。

3個月減了17公斤——如此大幅度的減重，卻不會讓我覺得很辛苦。

依我的身高，體重58公斤過輕，於是我現在回到63～65公斤。而且，體脂肪過低身體容易畏寒，所以，我也將體脂肪維持在15%。

現在我工作很忙，沒時間上健身房，也沒做什麼運動。儘管如此，我依然維持著標準體重，我想這應該是斷糖的緣故。

其實真的斷糖後，會發現控制體重沒有那麼困難。有時就算出門吃了碳水化合物，感覺肚子肥了一圈，再次斷糖後，幾天便瘦回來了。

反倒是，斷糖時要小心脂肪攝取過量，最好加入適當的運動。

3 個月成功減掉 17kg ！

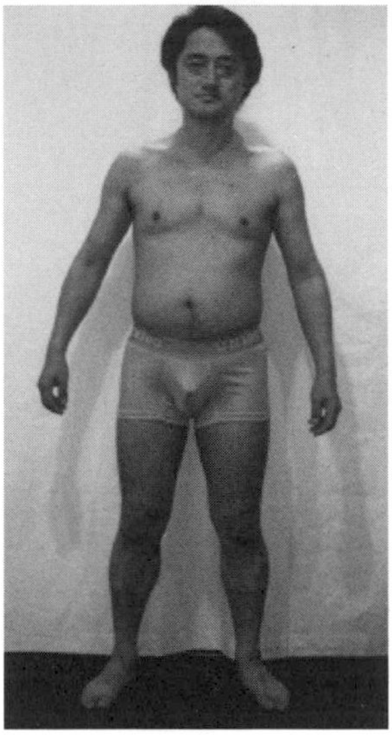

before

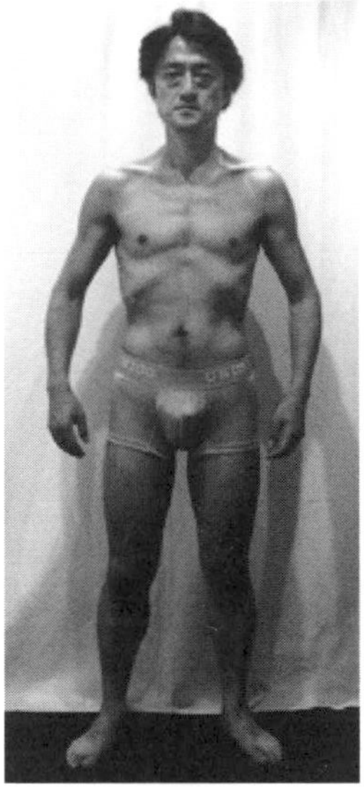

after

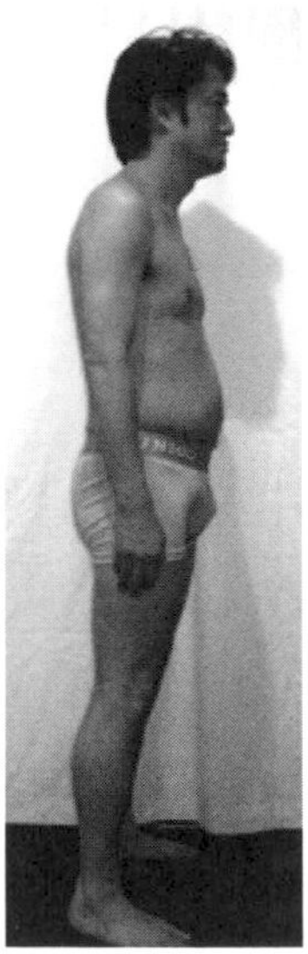

before

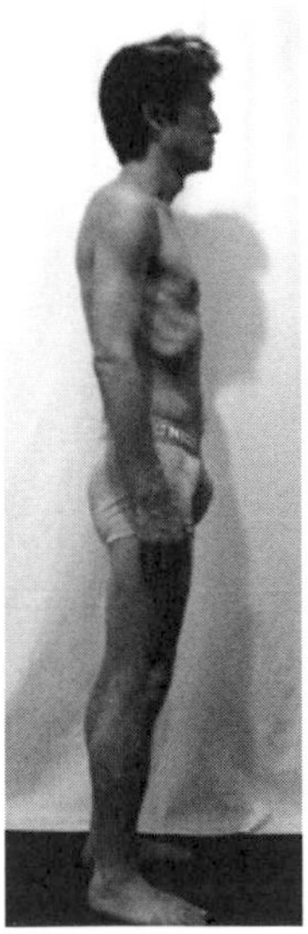

after

第5章

讓你遠離癌症的飲食與觀念

看到這裡，很多人為了治療或預防癌症，都會想趕快嘗試維生素C注射與斷糖飲食吧！

不過，為了讓大家遠離癌症的威脅，重新檢視自己的生活習慣也很重要。只要養成不會罹癌的生活習慣，維生素C注射與斷糖飲食就能事半功倍。

在最後這個章節，大家可以從阿育吠陀（AYURVEDA）醫學等觀念學習遠離癌症的智慧。

現代人「消化力」欠佳

25年來，我因擔任醫生接觸到很多患者，深感現代人非常注重健康，特別是「有益健康的飲食」這方面的資訊。除了我所介紹的斷糖或限糖飲食，這個世界還有各式各樣的飲食療法或健康食品，很多書報、雜誌或媒體也會介紹各種健康新知。

比方說你會常常聽到某些說法——「想控制血糖不能吃這個……」、「這個只有〇〇卡路里可以吃……」。

但是，這些知識始終著眼於「吃」，幾乎沒有丁點關心「消化」。就算報導健康書籍或健康資訊的媒體等，也只會告訴大家怎麼烹調怎麼吃，有關消化的資訊卻毫無所知。

其實「消化」跟「吃」一樣重要，不……，應該更重要呢！我認為現代人身體違和，甚至會罹患癌症或生活習慣病等疾病，幾乎都跟「消化力」有關。

無論你用多正確的方法，攝取多好的食物，只要無法確實消化、吸收、代謝，對身體根本沒有絲毫幫助。而意識到這種消化的能力，也就是「消化力」，是現代人欠缺的觀念。

我覺得現代人消化力欠佳。不管在早上的公車、捷運或夜晚的街道上，大家看來都一副疲憊樣，雙眼空洞無神。忙碌的生活或壓力等等，都會造成消化力變差。在認定「這個有益健康」「吃這個很好」，攝取各種食物以前，首先應思考如何提升自己的消化能力。

消化力變差「生命能量」就會流失

西洋醫學認為「消化」是消化器官，也就是胃腸負責的功能。食物要在胃裡消化，腸子裡吸收。西醫認為若出現消化不良、下痢或便秘等症狀，表示胃腸功能不好，必須吃胃腸藥改善。

相反地，我的診所是以阿育吠陀醫療為理念，認為身體違和並非特定器官出了問題，而是整個身體的問題。亦即，會消化不良不僅是胃腸，也是整個身體的消化能力欠佳的關係。

依阿育吠陀的醫療觀點，所謂的「消化」包含了消化機能與代謝機能，也就是涵蓋製造生命能量的部分。我研究過各種替代療法，發現阿育吠陀所定義的「消化力」，有很多是身為現代人的我們應該努力學習的地方。以下介紹其重點。

阿育吠陀乃具有5千年悠久歷史，發跡於古印度的傳統醫學與養生學。它除了醫療，也是涵蓋宇宙科學、生命科學、占星術、哲學等要素的綜合性學問，對於古希臘醫學或西藏醫學等影響頗深。很多人以為阿育吠陀主要用於療癒，但歐美各國已認定它屬於重要的替代醫療。

阿育吠陀認為，若消化力正常，食物入口之後會產生俗稱「Ojas」的生命能量，以及汗水或糞尿等排泄物。這裡的「Ojas」是指維持生命所需的必要能量或生命之泉。

但若消化力變差，就無法充分消化、吸收、代謝食物，也無法確實製造「Ojas」。當「Ojas」變少，身體容易出現違和感，常感疲憊或倦怠；且情緒低落，易起煩惱心，精神上也更加不濟。若以西洋醫學來表示，等同於營養不良無法生成人體必要的荷爾蒙，導致自律神經失調。所以，阿育吠陀才會如此重視消化力，以充分製造身體必要的生命能量。

消化不完全就會囤積「毒素」

人體的消化力如果變差，會形成另一個問題——那些無法充分消化與吸收的物質會成為體內累積的「毒素」。在消化力不佳的狀態下持續進食，體內的毒素就會越積越多……。

這裡的的毒素是指「未消化物質」，不同於老舊廢物，無法自身體排出。若以西洋醫學來比喻，就是附著於腸壁，俗稱宿便之類的東西。宿便一滯留於腸道，會腐敗產生毒素。這些毒素一經腸道吸收，隨著血液循環全身，進而引發各種疾病。更可怕的是，宿便滯留處容易引起大腸癌。

不過，阿育吠陀裡面所說的毒素是一種概念，並非存在於特定處所的物質。但是，毒素一滯留會對身體造成不良影響的觀念，跟宿便一致。

再者，毒素一滯留，俗稱「脈管」的能量管道堵塞，那阿育吠陀裡的風、火、水等能量就無法正常循環。生命能量無法正常循環，人就容易生病。

這跟食物要能確實消化與吸收，避免毒素滯留，才能製造「Ojas」這種生命能量的意義一樣。所以，若說毒素滯留，生命能量不足的狀態，是所有疾病的要因一點都不為過呢！

預防癌症就得提升消化力

當體內沒有毒素滯留，就能源源不絕製造生命能量，亦即，消化力絕佳時，免疫機能也能確實發揮作用。這時體溫上升血流順暢，血液裡可汲取很多氧氣。

反之，當消化力變差，免疫力下降，身體會呈現低體溫、低氧氣狀態，這正是最容易製造癌細胞的時機。

葡萄糖可經由糖解作用這個途徑轉換能量，這種能量正是癌細胞的營養來源。

所謂糖解作用就是厭氧呼吸，在無氧狀態下容易引起能量代謝的途徑，所以，一進入低氧狀態，癌細胞容易增殖。

而且，當體溫越低，免疫越難以發揮作用；免疫機能變差，就容易引發癌症。所以，低體溫、低氧氣的狀態，也就是消化力變差的狀態，也是引發癌症的要因。

再者，免疫力變差除了癌症，也容易引起其他疾病，所以，努力讓消化力維持於高檔是重要的目標。

身體一冷，消化力就變差

那麼，要如何讓消化力維持於高檔狀態？

重點之一是「別讓身體冷掉」。身體一冷掉，除了體溫變低，全身機能也會停滯。這時消化力當然變差，食物再也無法充分消化與吸收。

要避免讓身體冷掉，飲食很重要。很簡單，首先不要吃太多生冷食物。一吃生冷食物，這些寒氣會從胃部傳到全身，導致消化能力變差。若因夏季酷熱，就常吃涼麵、西瓜或喝啤酒等冰涼食物，身體只會越來越冷。所以，即便是夏季，盡可能喝溫熱的湯吧！

至於飲料，白開水最好。阿育吠陀認為白開水是能將體內滯留毒素清除的特殊物質。如果怎麼都想喝點冷飲，請避免飯前飲用。

大家都說生薑可以溫熱身子——但那是指乾燥過或加熱過的薑。生薑無法溫熱身子，但可提升消化力。阿育吠陀建議於飯前咀嚼抹上岩鹽的生薑片，以提升消化力。因生薑含糖量高，斷糖時不能吃，但當藥引少量則無妨。

再者，阿育吠陀認為調味也能讓身體變冷或變熱。如辣味與酸味可以溫熱身體，反之，甜味與苦味會讓身體冷掉。

除了飲食，運動和避免壓力囤積也是讓身體變熱的好方法。

可提升消化力的食物

消化力不佳時，多吃好消化或清淡的食物（輕食）為基本原則。不過，有關「輕食」，阿育吠陀有其獨特的標準。

阿育吠陀認為，不用花很多時間製作或馬上能吃的東西就屬「輕食」。多吃製作後3小時以內的「輕食」，才是有助消化的吃法。

反之，需熬煮3天的咖哩等食物偏「重」，會妨礙消化。而像一些事先製作好的食物或冷凍食品等，不是剛出爐的食物，屬於「重食」。

亦即，製作手續繁瑣的食品或料理屬於「重食」。像精製的麵粉比全穀粉，白米比糙米加工過程繁瑣，都屬重食。原本豆腐是很棒的斷糖食品，但以阿育吠陀的觀點，它卻是「重食」，也不好消化……。

其他像優格、新米或納豆等黏性高的食品也是「重食」。優格在印度很受歡迎，但阿育吠陀的專門醫師卻說它「不好消化」，夜間不食。

看到這裡相信大家已經發現，阿育吠陀的飲食概念跟斷糖療法不太一樣。他們不光吃肉，還會吃大量的蔬菜或穀物。所以，想斷糖的人，可參考阿育吠陀醫療，在其精髓不相矛盾的前提下，選擇適合自己的部分就好。

再者，阿育吠陀認為飲食是從食物獲得「元氣」的行為。所以，我們要對食物心存感激，用餐時保持安靜；也就是吃東西要專心，不要看電視，也不要滑手機或看報紙。

缺乏食慾時不要勉強進食

用餐方式也能避免消化力變差。

首先不要吃超過自身消化力的食物。若覺得「怎麼也沒胃口時……」，表示身體的消化力變差，最好不要吃東西。

一般醫院都會教患者「一天要吃三餐」。就算是身子虛弱的住院患者，醫院還是一天供應三餐鼓勵他：「不吃病不會好，多少吃一些吧！」

可是，不想吃其實可以不要吃！不，其實是不能吃！沒有食慾就是前一餐的食物沒有消化掉，毒素滯留的證據。如果這樣還勉強進食，體內的毒素越積越多，消化力也會越來越差。

從西洋醫學的角度來看，無論患者出現何種狀態，一律給予同樣的醫療。例如，治療感冒，通通給予止咳藥或解熱劑，不會因患者改變處方。如果是孩童患者，頂多減少劑量罷了。這樣的話，感覺不用找醫生，通通給電腦看病就好了……。

但是，阿育吠陀的觀點不同。阿育吠陀認為有些人的體質火型（Pitta）能量較強，有些則是風型（Vata）或水型（Kapha）能量較強。診療時須根據患的體質或狀態，提供一對一的「特製」醫療。消化能力好跟不好的人，診療方式當然不同。像現在肚子還脹脹的就要你吃東西，就阿育吠陀來看，是會帶來反效果的危險行為。

順道一提，目前在幡井診所，有3個阿育吠陀醫師輪流提供阿育吠陀診察。我則以西醫為主，加入替代醫療。因阿育吠陀醫師不能有醫療行為，故由擁有醫師執照的我負責，提供最好的西洋醫學與替代醫療。

回到話題。照理說，前一餐的食物充分消化後才需要進食。所以，吃東西以前，應好好評估自己的消化力能否完全消化這些食物，適度增減食物的份量。

其實，正常人毒素一滯留，身體馬上會有反應，出現倦怠或沉重感。像我自己沒有食慾時當然不吃，身體倦怠時會感覺「有毒素滯留了……」，就不會吃東西或改吃輕食。

只要斷糖就能提升消化力

體內毒素滯留加上過食是現代人消化力不佳的主因。

為何食物還沒完全消化，反而會吃更多呢？

這是因為攝取糖分的緣故。糖會讓人中毒（上癮），因大腦持續發出想吃的訊息，就算吃很飽了，還會想再吃……。

如此過食的結果，導致消化力更差，更缺乏食慾。可是，看到米飯或甜食會想再吃，結果消化力更差……，陷入這樣的惡性循環正是糖分中毒的可怕之處。

所以，只要一斷糖，就能避免像這樣過食；但比起這個，我們更在意如何維持良好的消化力。因為一斷糖，不會糖分中毒後，我們就會意識到自己真的沒食慾。確實感受到自己沒食慾，消化力不佳的話，就要提升消化力。沒有良好的消化力，就算吃肉也很難消化。

一開始斷糖的2～4週，會有便秘現象。這是因為一直以碳水化合物為主食的身體，在進入以肉類為主的飲食模式時，需花點時間慢慢適應。

所以，我們才要努力恢復足以消化肉類的消化力。而且，為戒掉糖分中毒的惡習，可不能想吃就吃，才能預防過食。

如果能習慣以肉類為主的飲食模式，就不會過食。而且，斷糖後似乎更能掌握自己的身體狀況。我想這正是斷糖飲食最大的好處吧！

順道一提，開始斷糖出現便秘時，建議多加點橄欖油。

提升「資訊的消化力」

我們需要良好的消化力，不是只用來消化食物，也要用來消化「資訊」。生於現代的我們，無論你喜歡或不喜歡，每天都會從網路或媒體接收大量的資訊。若缺乏取捨篩選這些資訊的能力，你的腦袋可能會塞滿無用的資訊。所以，每個人都需要「資訊的消化力」。

當身體的消化力不佳，「Ojas」生命能量供應不足，腦內就會缺少用來處理資訊的荷爾蒙或神經傳導物質等原料。再加上毒素滯留，全身的功能都會下降，腦部的血流量變少。如此一來，腦部機能無法活化，吸收外界資訊進行整理和理解的能力，也就是「資訊消化力」也會不足。

當「資訊消化力」一匱乏，人的思慮不夠清晰，無論工作或讀書都無法呈現最佳的成果。再者，精神不安穩，一丁點風吹草動就惶惶不安，很容易出現壓力。等這些壓力一高漲，難免引爆憂鬱症等精神疾病。

換句話說，「資訊消化力」大大左右著工作、精神狀態或人際關係等等，也就是說，它是可以決定「人生品質」的重要因子。這樣看來很有趣，原來消化食物的能力跟消化資訊的能力有直接關係。我們為了健康提升消化力，其實也是為了大腦或心理提升消化力。

所以，想提升資訊消化力，首先要提升食物的消化力，其次是擁有去除多餘資訊的能力。南印度的阿育吠陀醫療機構，會要求會員集體住院接受治療。在這裡不看電視、報紙，也不看書或聽音樂。會員待在陰暗的房內，幾乎不會交談，完全阻絕外部的訊息，就這樣體驗1週到1個月。據說這有淨化與放鬆身、心、靈的效果。

平常若感覺資訊過度混淆，請試著關掉電視和網路，盡可能斷絕外部資訊，力求心境平和。

不要被資訊混淆

等清除多餘資訊身心放鬆後，接下來要嚴選有用的資訊。

在充斥各種資訊的現代社會，只想接收必要的資訊，就要有能力清除多餘的資訊。例如，不要一直看電視，不要上沒用的網站，也不要和那些只會發牢騷的人來往。試著從這種生活小事做起……。

阿育吠陀禁止從人體五感中接收錯誤或多餘的資訊。例如，因垃圾車不乾淨，看到垃圾車就是從視覺接收不好的資訊。所以，早上丟完垃圾再去上班，就是去做重要的工作前接觸到不乾淨的東西，屬於不好的行為。最好丟完垃圾先回家沐浴後再出門上班。若無法這麼做，丟垃圾時盡量不要看垃圾車。

阻絕不良的資訊後，接下來再接收優異且正確的資訊。如聽聽美妙的音樂、接觸美好的事物，看看美麗的風景。只要用心去做，壓力變少了，消化力也會變好。

話雖如此，要篩選正確的資訊不是簡單的事。比方一提到癌症，從已獲科學實證的治療法，到怪異的民間療法等等，書報雜誌或媒體網路充斥著龐大雜亂的資訊。想從這浩瀚的資訊海洋，蒐集有用的資訊再一一嘗試……，很多患者都覺得累斃了……。

為避免被資訊混淆，請養成經常自己思考、自己決定的習慣。這真的是自己需要的治療？為何我要選擇這種治療？選擇這種治療的結果會怎樣？最重要的是常常跟自己對話。

還有一個重點是，不要把命運交到別人手上。按照我的經驗，心裡只想著：「就教給醫生去處理！」的患者，很難痊癒。

因為治療不能只靠醫生，也要靠自己。把「靠自己打敗癌症」這件事放在心上，你才會審慎選擇真正必要的治療方法呢！

壓力沒了自然不會罹癌

若說避免壓力囤積是為了提升消化力、預防癌症與其他疾病的首要任務，一點都不為過。每次我這麼說，似乎會聽到以下的反應：「這我當然知道啦！」

的確，人只要活著，每天都會碰上各種討厭的事，無法閃避壓力的來源。可是壓力來了要怎麼接招，就是自己的問題。有的人看見半杯果汁會說：「只剩半杯……」，但也有人會說：「還有半杯……」反應大不同。不管發生什麼事，會不會形成壓力還是由自己決定。

我有個朋友，31歲失明，加上太太和孩子共3個人都無法工作，需要別人照顧——這時的他徹底絕望，一度萌生自殺念頭。後來他找到興趣——柔道，不僅成為日本冠軍，又參加殘障奧運獲得第5名，還在全日本巡迴演說。

現在的他是個整脊師，活得比失明前更有元氣。因為失明讓他覺得：「我比以前更了解別人的感覺！」甚至認為「如果要投胎轉世，希望能成為殘障者」。他連失明這種人生最大的壓力，也能透過領悟轉為正面力量。果真如此，直接把壓力當成負面教材也不會有損失吧！

但能否將原本認定的負面轉為正面，就得靠自我領悟。若無論遇上什麼事都能做正向思考，壓力自然消失的無影無蹤了。

正向思考的要訣是「不要有期待」

這麼說起來，我自己也是凡事都往正面思考的超正向思考者。無論遇到什麼事，我都會告訴自己：「我可以，沒問題的！」比方說，別人說我的壞話，我就會覺得：「得救了！」面對這種缺少關心的人，只要我稍微給予關懷，他就會變成良善的人。所以，我覺得他是來幫我的，這麼想就不會生氣了。

別人對你做了什麼事，或說了什麼話讓你生氣，是因為你對對方有期待。感覺被這個期待背叛了才會生氣，所以，問題在於擅自出現期待感的這方。

像我對自己或別人都不會有期待。若從阿育吠陀的宇宙觀來看，無論是誰都一樣，只是個微不足道的存在。不管是自己或對方，都沒什麼了不起，所以，不需要有期待。

正因為如此，我就算失敗也不會有壓力，只會覺得：「真是上了一課呢！」就因為對自己沒有期待，即使失敗也不會心灰意冷。

但失敗之後，我會非常努力避免再次失敗。這裡所說的「不期待」，可不是「怎樣都沒關係」。即便自己很渺小，只要好好努力，之後就算別人或上帝都不懂，只要能留下存在感就好。所以，我認為不用想太多，放下心來好好努力！

話雖如此，以前的我並非如此。前面曾提過，我本身似乎有點亞斯伯格症的傾向，很不會看人臉色。唸書時一直苦於人際關係不佳，每次一開口，熱絡的場合瞬間冷卻；越急著說些什麼，場面卻越來越尷尬。所以，我逐漸避開人群，卻也苦惱：「為何事情都不順利？」封閉在自己的世界裡。

但自從了解這是受到亞斯伯格症的影響後，我整個人放鬆不少。踏入社會工作後，也接受自己這部分的不完美，訓練自己改變想法，輕鬆過生活。

透過訓練，誰都能轉向正向思考；這也是治療癌症非常重要的要素。

重要的是「癌症治好後想做什麼？」

我常問癌症患者：「癌症痊癒後你想做什麼？」

癌症治療是一場不知終點為何漫長且辛苦的戰役。患者需要數個月控制飲食，服用會引發疼痛或噁心感的藥物，身心都是很大的負擔。

正因為如此，治好癌症後想做什麼——建立這種明確目標格外重要。例如，設下「一年後想全家旅遊」的目標，對準目標往前走。

與其漫無目標只想「治好癌症」，倒不如提升自己的抗癌動力。

我會這樣問患者，是因為我的癌症治療之一大支柱——斷糖療法，必須靠患者自己的努力。

一開始我只是幫他起個頭，接下來還是要靠患者在家自我控管與配合。為了讓患者持續努力控制飲食，維持動力非常重要。

患者設立的目標可以為自己，當然也可以「為別人」。比方說，「想參加女兒的婚禮……」「想照顧孫子……」等目標。人很奇怪，為自己做不到的事，若是為了別人，反而會更努力。

我以前曾參加一個9人小組攀登吉力馬札羅山。當時採兩人一組互相支援，跟我搭檔的是不太有登山經驗的男性。我為了減少他的挫敗感，時常鼓勵他：「加油喔！」「你沒問題的！」於是自己也輕鬆爬到4千公尺。

但是，我這個搭檔因領隊指示，在此處遭到淘汰離開隊伍，剩下我一人獨自努力……。說也奇怪，接下來我就覺得爬得很辛苦，好不容易爬到6千7百公尺的巔峰。

2個人一起爬感覺很輕鬆，自己爬卻變得好吃力……。這是我體認到，光注意別人時你不會特別有感覺，但若只想到自己，那份辛苦就會被放大好幾倍。

一般人都認為：「自己若因癌症所苦，很難想到別人……。」但是，為讓患者忘掉治療的辛苦，多想想別人還是比較妥當。

所以，現在正為癌症所苦的人，不妨也給自己設個目標，為了哪個重要的人努力吧！

癌症患者，請保持愉快的心情！

來我診所的患者，經常都會跟先生或太太一起來。通常患者的另一半一來就會「唉……」地大聲嘆氣，眉頭深鎖、表情悲苦。有個旅美的日本太太因舌癌來治療，她的美國先生每回看到太太的臉就哇哇大哭。

我當然知道最愛的另一半正為癌症所苦是件悲傷的事，但我還是會跟他們說：「不要這麼哀傷，請保持愉快的心情！」

或許有人認為，跟正為癌症所苦的人說：「請保持愉快的心情！」這種話實在很殘酷！但事實上，雖然罹癌依然保持開朗心情的患者也不少。這些患者大都能儘早治好，但反過來看，老是眉頭深鎖臉色黯沉的患者，則很難痊癒。如果連他家人也一副暗沉的表情，患者私底下大概都會想：「果然是沒救了……」。

這說穿了不是靈異也不是非自然現象，只是免疫力的緣故。免疫力會因患者的心情上上下下，非常不穩定。據說被別人說壞話時，免疫力會下降呢！

而癌症非常容易受免疫力的影響，甚至出現俗稱免疫療法的治療方法。當免疫力下降，癌症容易惡化。所以，除了患者理所當然要保持愉快的心情，家人也請盡量愉快地過生活。

如果一個重感冒的人買彩券中了2千萬，你不覺得他的感冒會瞬間痊癒嗎？說不定連癌症都能馬上好轉呢！可見愉快的心情力量果然驚人。

總之，為治好癌症，患者跟家屬務必保持愉快的心情，以提升免疫力。而且，千萬不要有「癌症好可怕……」「罹癌就必死無疑……」的念頭。心存這些不好的念頭，只會讓免疫力下降沒有任何好處。與其每天鬱鬱寡歡，倒不如全家用笑臉迎接每一天。

國家圖書館出版品預行編目資料

癌症治療新革命：高濃度維生素C注射與斷糖 /
西脇俊二著；高淑珍譯. -- 初版 -- 臺中市：晨星，2023.04
面； 公分. -- (健康與飲食；104)
譯自：ベストセラー ビタミンC点滴と断糖療法でガンが消える！
ISBN 978-626-320-417-1 (平裝)
1.CST: 癌症 2.CST: 維生素 C 3.CST: 健康飲食
417.8 112003050

健康與飲食 104

癌症治療新革命
高濃度維生素C注射與斷糖

可至線上填寫回函！

作者 西脇俊二
譯者 高淑珍
主編 莊雅琦
編輯 張雅棋
美術編輯 蔡艾倫
封面設計 張雅棋
網路編輯 黃嘉儀

創辦人 陳銘民
發行所 晨星出版有限公司
台中市 407 工業區 30 路 1 號
TEL:（04）23595820
FAX:（04）23550581
health119@morningstar.com.tw
行政院新聞局局版台業字第 2500 號
法律顧問 陳思成律師
初版 西元 2023 年 04 月 24 日

讀者服務專線 TEL:（02）23672044 /（04）23595819#212
讀者傳真專線 FAX:（02）23635741/（04）23595493
讀者專用信箱 service@morningstar.com.tw
網路書店 https://www.morningstar.com.tw
郵政劃撥 15060393（知己圖書股份有限公司）

印刷 上好印刷股份有限公司

定價 350 元

ISBN 978-626-320-417-1